DES
PARASITES

DE

L'APPAREIL DE LA VISION

PAR

Jules LEMOINE,

Docteur en médecine de la Faculté de Paris

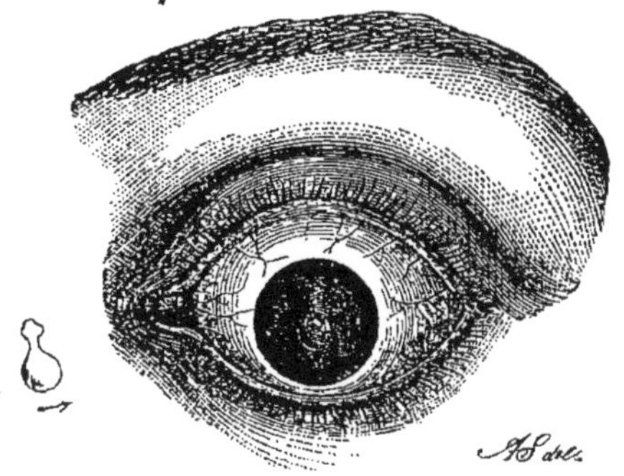

PARIS

ADRIEN DELAHAYE, LIBRAIRE-ÉDITEUR

PLACE DE L'ÉCOLE-DE-MÉDECINE

—

1874

DES PARASITES

DE

L'APPAREIL DE LA VISION

DES
PARASITES

DE

L'APPAREIL DE LA VISION

PAR

Jules LEMOINE,

Docteur en médecine de la Faculté de Paris.

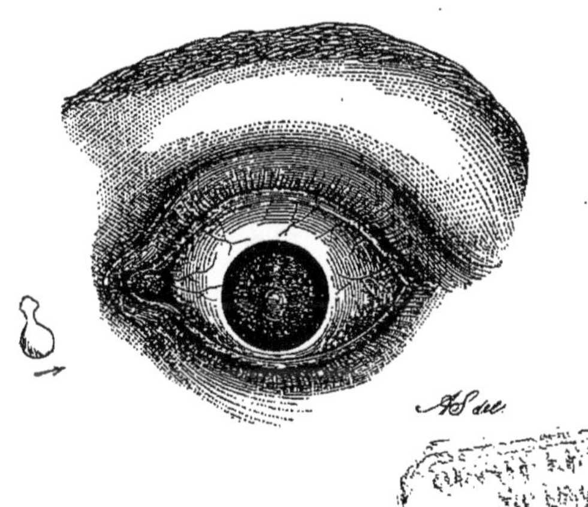

PARIS

ADRIEN DELAHAYE, LIBRAIRE-ÉDITEUR

PLACE DE L'ÉCOLE-DE-MÉDECINE

—

1874

DES PARASITES

L'APPAREIL DE LA VISION

INTRODUCTION.

L'occasion d'observer des parasites dans l'appareil de la vision se présente rarement. J'ai été assez heureux pour voir, dans le cours de mes études médicales, deux faits de ce genre : le 12 décembre 1871, je voyais M. le Dr A. Sichel extraire du corps vitré un cysticerque vivant, et, au mois de juillet 1873, se présentait à la clinique de ce même ophthalmologiste une jeune fille avec une tumeur sous-conjonctivale, renfermant le même entozoaire. En parcourant, à ce propos, les traités des maladies des yeux, même les plus récents, je ne tardai pas à remarquer que l'histoire des parasites de l'œil était encore bien incomplète ; ces auteurs consacrent à toute cette question à peine quelques lignes, ou se contentent de rapporter quelques cas, d'après d'autres observateurs. J'ai cru alors qu'il ne serait peut-être pas sans intérêt de grouper les faits connus et de les analyser pour les porter à la connaissance du public médical. C'est ce travail que je viens aujourd'hui soumettre à l'appréciation de mes juges, après m'être assuré qu'aucune thèse inaugurale, ayant trait à ce sujet, n'a été soutenue devant la Faculté de médecine de Paris.

HISTORIQUE.

§ 1. *Cysticerque.* — En 1804 déjà, Portal (1), dans son Anatomie médicale, terminait ainsi la description de la choroïde : « J'ai trouvé des hydatides entre ces deux membranes » (choroïde et rétine). Rossi, de son côté, dit aussi en 1828 (2) avoir trouvé des hydatides dans le globe de l'œil, mais il ne donne à ce sujet aucun détail. Ce n'est que l'année suivante (1829) qu'on observa pour la première fois, pendant la vie, un de ces entozoaires dans l'organe de la vision. Il s'agissait d'un cysticerque que Schott découvrait dans la chambre antérieure de l'œil, chez une jeune fille qui venait d'avoir une ophthalmie. Peu après, cette même malade se présenta à Sœmmering, qui reconnut aussi l'animalcule et s'empressa d'entretenir de ce cas insolite les naturalistes allemands réunis à Heidelberg, sans se douter nullement que Schott avait pu l'observer avant lui. Ce fait, remarquable en ce qu'il est le premier consigné dans les Annales de la science, fut publié en 1830 par Sœmmering dans l'*Isis*, d'Oken, et attira l'attention des médecins ; aussi de nouveaux faits ne tardèrent pas à venir confirmer cette découverte. A la fin de l'année 1832 et au commencement de 1833, Logan donnait des soins à une jeune fille de 7 ans pour des attaques répétées d'inflammation de l'œil gauche ; quelle ne fut pas sa surprise, raconte-t-il, de voir dans la chambre antérieure de ce même œil, lorsque les symptômes inflammatoires furent apaisés, un corps presque sphérique, semi-transparent, flot-

(1) Portal. Anatomie méd., t. IV, p. 418, Paris.

(2) In cadaveri provenienti da persone, che cessarono di vivere per causa di polipo dei seni frontali, o dei mascellari, ho trovato numerose idatidi della grossezza di un grano di miglio occupanti la choroïdea e la retina ; e questi individui non ebbero a soffrire la menoma alterazione della vista pendente la loro vita. Page 22 (Rossi (F.), Osservazioni anatomiche e pathologiche sull' organo della vista, etc. Gennajo, 1828.

tant librement, animé de mouvements propres et qui ne pouvait être qu'une hydatide vivante.

Il était parfaitement établi dès lors que le cysticerque se logeait quelquefois dans la chambre antérieure, mais on ignorait encore si ce parasite pouvait se montrer dans d'autres parties de l'œil, lorsqu'en 1838, Baum, de Dantzig, opérant une tumeur de la conjonctive, vit s'en échapper un petit corps sphérique, qui piqua sa curiosité. En l'examinant attentivement, il reconnut bientôt que cette petite sphère n'était autre que la vésicule caudale d'un cysticerque, dont la tête et le corps étaient invaginés. Au mois de juillet de la même année, Hœring observait un cas analogue, et, de son côté, Estling publiait dans le *London medical gazette* (août 1838) une observation de tumeur de la conjonctive, constituée aussi par un cysticerque. Deux années plus tard, ce même auteur eut occasion d'en recueillir un nouvel exemple.

Jusqu'à présent, cette affection n'était encore connue qu'en Angleterre et en Allemagne ; la Belgique aussi ne devait pas tarder à apporter son contingent à l'histoire des parasites de l'œil. Au commencement de 1841, un fait très-curieux s'offrait à l'observation de Cunier, alors directeur des Annales d'oculistique, où il en a fait une relation bien complète. Ce cas mérite d'être mentionné à un double point de vue : pour la première fois, en effet, on voyait l'entozoaire occuper la conjonctive cornéenne et pour la première fois aussi on porta le diagnostic de cysticerque de la conjonctive. Van Onsenoort, qui venait de voir le malade, le renvoyait à Cunier en lui disant qu'à son avis cette tumeur devait renfermer un cysticerque.

En France, on ne savait encore de cette singulière maladie que ce qu'on en rapportait de l'étranger ; lorsque par un de ces hasards, qu'on rencontre quelquefois dans la pratique médicale, plusieurs cas se présentèrent à Sichel père, à des intervalles peu éloignés. Au mois de juin 1842, il voyait pour la première fois une de ces tumeurs, et l'aspect anormal et tout particulier qu'elle présentait, permit à cet illustre chirurgien d'annoncer, avec toutes les probabilités possibles, qu'elle conte- nait un cysticerque. L'extirpation et l'examen microscopique faits sur-le-champ vinrent confirmer le diagnostic. En janvier et en octobre de l'année suivante, deux nouveaux faits, annoncés à des célébrités du corps médical et opérées devant elles, don- nèrent à Sichel l'occasion d'un mémoire (sur le cysticerque de la conjonctive), qu'il publia dans le journal de chirurgie de Malgaigne (1843-1844). Peu d'années plus tard, le même au- teur rapportait une nouvelle observation, d'autant plus inté- ressante que pour la première fois le parasite se montrait dans le tissu des paupières. Depuis, les exemples se sont multipliés : Mackenzie, Edwin Canton, en Angleterre; J. et A Sichel, en France; de Graefe, en Allemagne, et Alessi, en Italie, ont publié dans différents journaux de médecine, bon nombre de faits de cysticerques, tant dans la chambre antérieure de l'œil que sous la conjonctive et dans les paupières.

Nul doute désormais que le cysticerque pouvait habiter les différentes parties de l'œil, puisque, comme nous l'avons vu plus haut, Portal l'avait aussi rencontré entre la rétine et la choroïde ; cependant les moyens d'investigation n'avaient pas encore permis de l'y reconnaître pendant la vie. Avec l'inven- tion de l'ophthalmoscope on devait s'attendre à découvrir tôt ou tard l'entozoaire dans les parties profondes de l'œil. Rien d'étonnant à ce que le premier fait de ce genre ait été observé en Allemagne (1), où ce parasite existe dans des proportions beaucoup plus considérables que partout ailleurs. En 1854, en effet, de Graefe publiait dans ses Archives d'ophthalmologie un mémoire sur le cysticerque dans la rétine et annonçait en même temps la découverte qu'il venait de faire d'un cysticerque du

---

(1) Le genre d'alimentation des Allemands explique suffisamment pourquoi ils sont très-sujets à cette affection parasitaire. En fait de viande, ils font usage surtout de la chair du porc, et souvent ils la man gent sans qu'elle ait reçu une cuisson suffisante.

corps vitré, fait dont Liebreich a fait la relation. De Graefe ne tarda pas à reconnaître les effets funestes produits par le séjour de ce ver, non-seulement sur l'œil qui le contenait, mais aussi sur son congénère. Aussi l'idée de l'extraire lui vint-elle de bonne heure, et en 1856 déjà il annonce dans le même journal qu'il vient de retirer, avec succès, un cysticerque flottant librement dans le corps vitré. Dans la suite de nombreuses observations se sont présentées : de Graefe, Hirschberg, Busch, Nagel en Allemagne; Williams, Soelberg-Wells, Sæmisch, en Angleterre; Marini, en Italie; S. Logestchinnoff, en Russie, ont rapporté un certain nombre de cas de cysticerques logés sous la rétine ou dans l'humeur vitrée.

En France pourtant, de pareils exemples se sont montrés assez rarement pour qu'ils méritent une mention toute spéciale.

Desmarres père a, le premier (1856) dans notre pays, observé un cysticerque dans les parties profondes de l'œil; deux ans plus tard (1858), Folin faisait voir, dans son service à l'hôpital Necker, cet helminthe logé dans le corps vitré ; en 1862, un nouveau cas s'est offert à la clinique de Desmarres; enfin, le dernier fait, dont nous ayons trouvé la relation, s'est présenté à M. A. Sichel, qui, le premier en France, a extrait du corps vitré un cysticerque vivant (janvier 1872). Dans l'histoire qu'il fait de ce cas, cet ophthalmologiste dit bien que MM. Trélat et Ed. Meyer ont aussi rencontré, une fois chacun, un cysticerque dans les parties profondes de l'œil, mais ces deux faits n'ont pas été livrés à la publication, du moins à notre connaissance.

§2. *Kyste hydatique de l'orbite.* — C'est Weldon qui, le premier, parle des kystes hydatiques de l'orbite. En 1806, il publiait dans *Cases and observations surgery*, un cas de tumeur de l'orbite, qu'il avait ponctionnée et d'où il retira, au bout de cinq ou six jours, par le trou de la ponction, un kyste qu'il prit pour une hydatide. Un cas offrant les plus grandes analogies avec celui de Weldon s'est présenté en 1820 à Lawrence au London ophthalmic hospital, et ce chirurgien crut aussi à une hydatide. Deux ans plus tard (1822), Delpech traitait, à Montpellier, une tumeur de l'orbite de la même nature, et dans ses Cliniques chirurgicales, où il rapporte le fait, il n'hésite pas à lui donner le nom de kyste hydatique. Velpeau, cependant (1), semble ne pas croire à ces sortes de tumeurs, et, sans parler même du cas de Delpech, il se contente de citer d'une part Guthrie et Schmidt, de l'autre Travers, comme disant en avoir observé. Depuis cette époque, des observations authentiques et vérifiées au microscope sont venues retirer de toute contestation l'existence de kystes hydatiques dans le tissu cellulaire de l'orbite. Garcia Roméral fait, en 1845, dans le Boletin de medecina, cirurgia y farmacia de Madrid, l'histoire d'une semblable tumeur orbitaire, et en 1846, Goyrand (d'Aix), rapporte aussi dans le Bulletin de thérapeutique un exemple d'acéphalocyste solitaire de l'orbite. La même année, J. Ansiaux observait un cas semblable d'hydatide au dispensaire ophthalmologique de Liége; et ce savant chirurgien termine la relation, qu'il en fait dans les Annales d'oculistique par quelques considérations, où il dit que les exemples d'hydatides dans la cavité orbitaire, quoique indiquées dans la science, sont peu nombreux, puisqu'on n'en compte encore que six, en y comprenant celui qu'il rapporte. Depuis, trois nouveaux cas sont venus s'ajouter à ce dernier : l'un, de Bowman, s'est offert au London ophthalmic hospital, l'autre s'est présenté à de Graefe en 1863, et le dernier enfin a été publié par Gillivray, en 1866, dans Australian medical Journal.

§ 3. *Filaire de la conjonctive.* — La présence d'un ver dans l'œil a été signalée, pour la première fois, par Spigel, en 1622 ; il s'agit d'une filaire dans l'œil du cheval. En 1782, un nouveau

(1) Dictionnaire de méd. en 30 vol., art. Orbite. Paris, 1840.

cas de ce genre excita la curiosité publique aux États-Unis. On annonça dans les journaux qu'un cheval avait un *serpent* dans l'œil. On le fit voir publiquement à Philadelphie. John Morgan et Hopkinson rapportent les circonstances du fait (Davaine).

Depuis plusieurs années pourtant, un médecin français, résidant alors à Cayenne, avait déjà observé pareil phénomène dans l'œil humain même. En 1768 on amenait à Bajon une jeune négresse, dans l'œil de laquelle on voyait remuer un corps long et effilé ; le médecin l'ayant extrait, reconnut un jeune *dragonneau*, qui s'était logé entre la sclérotique et la conjonctive. Bajon, qui rapporte ce fait, ainsi qu'un autre qu'il observa trois ans plus tard, dans les Mémoires qu'il a publiés en 1777, ne laisse pas entrevoir qu'il éprouva à cette découverte un étonnement aussi grand que celui des Américains. A la même époque, un cas semblable et constaté sur un autre point de nos colonies venait confirmer l'exactitude de ce qu'annonçait le médecin de Cayenne. De l'île de Saint-Domingue, où il exerçait son art, Mongin envoyait, en 1770, au journal de Roux une nouvelle observation de filaire sous la conjonctive. De son côté, Guyot, chirurgien de la marine, en rencontrait plusieurs exemples dans les nombreux voyages qu'il faisait sur la côte d'Afrique, et dans les Mémoires, publiés en 1805 par Arrachart, nous voyons qu'en 1777, sur cinq cas que Guyot eut à traiter, trois fois le ver lui échappa en se retirant dans la profondeur de l'orbite.

A partir de cette époque, on n'entend plus parler de filaire de la conjonctive qu'à des intervalles espacés de plusieurs années.

En 1812, c'est l'illustre Larrey qui rapporte, dans ses Mémoires et campagnes, un cas observé à Saint-Domingue par de Lassus, officier de santé de l'armée d'occupation. En 1832, le D\u02b3 Roulin (1) vient entretenir l'Académie des sciences d'un fait de

(1) Ce cas a été rapporté à tort à Clot-Bey, suivant Guyon (Acad. des sciences, 7 nov. 1864).

dragonneau qu'il a observé à Monpox (ville située sur les bords de la Magdeleine), sous la conjonctive d'une négresse, arrivée d'Afrique depuis peu de temps. Quelques années plus tard, on en rapportait un nouvel exemple de Rio-Janeiro (Brésil) rencontré par le Dr Sigaux sur une négresse de nation Mina; en 1844 Lonegen publiait dans *The Lancet* deux nouvelles observations, qu'il venait de recueillir sur deux sujets natifs d'Afrique. Enfin, le dernier fait de filaire sous-conjonctivale, qu'on ait publié, a fait l'objet d'une communication à l'Académie des sciences (séance du 7 nov. 1864) de la part de Guyon, qui déjà avait eu occasion de soumettre à l'Institut un cas pareil, observé en 1837 par Blot, médecin à la Martinique. L'observation de Blot est très-curieuse en ce sens que chacun des yeux contenait une filaire, qui pouvait passer d'un organe à l'autre. C'est le seul cas qui ait offert deux vers dans les yeux du même individu.

§ 4. *Larves et insectes.* — Le silence des auteurs porterait à faire croire que les ophthalmies déterminées par des larves de mouches ou par d'autres insectes sont excessivement rares de nos jours. Autrefois, paraît-il, ces faits se montraient plus fréquemment.

Mais à ce propos, laissons parler Carron du Villards :

« L'histoire de ce pauvre chanteur des rues, dévoré par des larves de mouches de la viande, qui infectaient surtout les paupières, n'est ni nouvelle ni unique. Lejeune, chirurgien du duc de Guise, écrivait en effet à Jacques Guillemeau (1) qu'il avait vu à Joinville extraire des vers de l'œil par une femme, qui lui raconta que cela se voyait souvent dans ce pays, *et n'eusse été,* dit Lejeune, *que je les ay veu marcher, je n'eusse peu me persuader se pouvoir engendrer telle vermine au blanc de l'œil.* Le même Lejeune vérifia plus tard la présence de ces vers dans cette partie de la Bourgogne. Jean Verbrugge, chirurgien de

(1) Jacques Guillemeau. Traité des mal. des yeux, p. 348. Paris, 1602.

Middelbourg (Hollande) (1), rapporte des faits de cette nature, qu'il avait observés. Galtzan raconte avoir vu un jeune homme dont toute la graisse de l'œil était dévorée par des larves de mouches. Enfin on lit dans les Ephémérides des curieux de la nature, année 11°, observation 24, que l'on vit sortir, d'entre les paupières d'un homme, une grande quantité de larves sans que l'on y observât ni plaie, ni ulcération. — Pour mon compte, ajoute Carron du Villards, j'ai vu souvent des cas analogues chez des mendiants aveugles, chez des nègres privés de la vue et atteints d'ophthalmies purulentes chroniques » (3).

Malgré ce passage du Mémoire de Carron du Villards, dont la lecture ferait croire, de prime abord, à une plus grande fréquence de ces affections, le nombre d'exemples publiés par les observateurs en est fort restreint, et dans toutes nos recherches, nous n'avons pu en rassembler que quatre cas. Les deux premiers datent de 1845 et ont été publiés par Armand B..... dans l'*Abeille médicale*; le troisième a été observé par Carron du Villards et rapporté par Tettamanzy, auquel l'illustre chirurgien le fit voir; enfin le dernier fait consigné dans la science est d'un médecin vétérinaire, Nicouleau, qui fut consulté en 1859 par une femme atteinte d'ophthalmie catarrhale.

§ 5. *Parasites végétaux.*—Dans son Histoire naturelle des végétaux qui vivent sur l'homme et les animaux, publiée en 1853, M. Ch. Robin rapporte, d'après Helmbrecht, le fait d'un prédicateur qui, pendant plusieurs années, fut incommodé par un corps étranger siégeant dans la chambre antérieure de l'œil. Extrait enfin, ce produit fut examiné et considéré comme un parasite végétal, que M. Robin a nommé *leptomitus*, mais sans

(1) Jean Verbrugge, trad. hollandaise de Jacques Guillemeau. Middelbourg, 1678.

(2) Galtzan. Dissertatio verminarium. Strasbourg, 1721.

(3) Hist. des affections morbides de l'œil, etc. Annales d'oculistique, t. 33, p. 241.

y ajouter grande foi, croyons-nous, puisqu'il fait suivre l'observation d'un point de doute. — S'il n'est pas avéré que des végétaux parasites puissent se développer dans la chambre antérieure de l'œil, il n'en est pas de même pour ce qui concerne ses annexes et principalement les voies lacrymales. Des observations assez nombreuses ont parfaitement établi que des champignons se développent quelquefois dans ces parties de l'organe de la vision. Un seul parasite végétal y a été rencontré, c'est le *leptothrix*. Le premier cas observé appartient à de Graefe et a été rapporté dans son Journal d'ophthalmologie, en 1854. Dans un laps de vingt années consécutives, ce même auteur a pu en observer neuf autres exemples, et en 1869, Fœrster, de Breslau, fait dans la même publication l'histoire d'une observation d'amas de champignons dans le conduit lacrymal inférieur. Schirmer a publié un fait semblable en 1871, dans le *Klinische Monatsblatter für augenheilkünde*.

Division. — Parmi les parasites qu'on rencontre dans l'organe de la vision, les parasites animaux sont, sans contredit, les plus importants à connaître ; nous commencerons donc par eux, réservant aux végétaux la seconde partie de ce travail.

Des parasites animaux, le cysticerque s'observe le plus souvent et offre le plus d'intérêt. Son histoire nous occupera tout d'abord ; nous entreprendrons ensuite l'étude des kystes hydatiques de l'orbite, pour passer, en dernier lieu, à celle de la filaire et des différents insectes.

L'ordre à suivre dans ces différentes descriptions nous est naturellement tracé : nous prendrons les entozoaires d'abord dans les parties superficielles de l'œil, pour les suivre par région, dans les autres parties où ils se sont présentés.

PREMIÈRE PARTIE

Parasites animaux de l'organe de la vue.

CHAPITRE I.

§ 1. DU CYSTICERQUE EN GÉNÉRAL.

Avant d'entreprendre l'étude de cet entozoaire dans les différentes parties de l'œil, il nous paraît indispensable d'exposer quelques considérations générales au sujet de cet animal.

Le cysticerque (de χύστις, vessie et χέρχος, queue), *cysticercus cellulosæ* de Rudolphi, que l'on rencontre chez l'homme, est un ver vésiculaire, la larve du tænia solium. Voici, d'après Davaine, quels en sont les principaux caractères. « Vésicule elliptique à laquelle on ne voit ordinairement aucun appendice extérieur, pourvue d'un pertuis fort petit et peu visible; tête presque tétragone, double couronne de crochets au nombre de trente-deux; cou très-court, grossissant en avant; corps cylindrique plus long que la vésicule, grand diamètre de la vésicule 10 millimètres: diamètre moyen, 6 millimètres; petit diamètre, 4 millimètres; longueur des grands crochets, $0^{mm},17$; des petits, $0^{mm},11$. Canaux longitudinaux très-apparents dans la tête, corpuscules calcaires très-nombreux. »

L'origine des cysticerques n'est pas encore établie d'une manière bien précise. Cependant, d'après le point auquel sont arrivées les connaissances sur le développement des vers cestoïdes, il est plus que probable qu'ils proviennent d'œufs de tænias ingérés sans doute avec les aliments ou avec les boissons. On sait, en effet, quelle grande résistance opposent à toute cause de destruction les œufs de tænias expulsés avec les cucurbitins.

Or, avant même leur sortie du corps de l'animal, qui les contenait, une transformation s'était opérée dans ces œufs. Déjà ils
renfermaient un embryon, appelé embryon hexacanthe. Une
fois parvenus sur un terrain convenable, dans l'intestin d'un
animal où ils sont aptes à se développer, ces œufs sont dé-
pouillés de leur coque soit par l'action des sucs intestinaux,
soit par une autre cause, et l'embryon hexacanthe se trouve mis
en liberté. Arrivé à ce moment de sa migration, le petit être
perfore les parois de l'intestin au moyen de ses spicules. Ce
point a été mis hors de toute contestation par les études de
Davaine sur le *Tænia proglottina* du coq domestique, où
l'observation en est facile. Mais quelle est la voie ultérieure-
ment suivie par l'embryon hexacanthe pour se porter dans les
différentes régions de l'économie? C'est un point qui reste à
élucider.

Deux opinions surtout se trouvent ici en présence : les uns
disent que l'embryon hexacanthe traverse les parois des vaisseaux et qu'il est emporté dans le torrent circulatoire. Le
nombre souvent très-considérable de larves, provenant des
tænias, qu'on rencontre dans les différents parenchymes, tels
que le foie, le poumon, le cerveau, etc., semblerait donner
une grande force à cette hypothèse. Mais d'un autre côté, les
expériences de Baillet tendraient à renverser complètement
cette manière de voir, en prouvant la progression de ces animalcules à travers les organes eux-mêmes. Baillet, en effet, a
montré qu'il existe à la surface des organes parenchymateux
et souvent en d'autres points du corps, dans des cas d'infection expérimentale, des sillons très-évidemment creusés par les
embryons en migration.

Les expériences de Baillet prouvent sans doute d'une manière indiscutable que le cysticerque se transporte dans certains organes, en les perforant au moyen de ses crochets. Cependant on s'explique difficilement comment il peut, de cette
manière, parvenir jusqu'à des points souvent très éloignés du

tube digestif, comme le cœur, l'œil et surtout le cerveau. Il faut
bien admettre, croyons-nous, qu'il se sert quelquefois aussi du
torrent circulatoire, comme de véhicule. Voici, du reste, ce
que dit à ce propos M. Davaine (art. cestoïdes, Diction. de De-
chambre) : « Il est probable qu'il arrive aussi quelquefois dans
la cavité d'un vaisseau et qu'il est transporté par le sang dans
les organes éloignés, tels que le cœur, le poumon, le cerveau,
l'œil, etc. Cette probabilité se changera même en certitude, s
l'on considère que dans les expériences faites pour constater
la transmission du ténia inerme, de l'homme au bœuf, expériences qui consistent à faire avaler à ce ruminant un grand
nombre d'œufs du ténia, le cœur a été de tous les organes le
plus envahi ; la cloison interventriculaire même contenait des
cysticerques. »

§ 2. DU CYSTICERQUE DANS LES PAUPIÈRES.

Le cysticerque n'a été rencontré que quatre fois séulement
dans la région des paupières. Il a été observé, la première fois,
dans le bord libre de la paupière supérieure, par J. Sichel ; une
autre fois, à un travers de doigt au-dessous de l'arcade sourcilière, par M. A. Sichel ; enfin, dans les deux autres cas, le
kyste était situé dans le cul-de-sac oculo-palpébral.

Bien que dans aucun de ces faits l'entozoaire n'ait pas été dia-
gnostiqué avant son extirpation, on peut de ces différentes re-
lations déduire certains caractères qui permettront, sinon de
poser rigoureusement le diagnostic, du moins de faire soupçonner qu'on a devant soi une tumeur de cette nature.

Symptômes.—Le cysticerque, enkysté dans les paupières, s'est
présenté sous l'aspect d'une petite tumeur, très-bien délimitée,
dure, rénitente, élastique, à surface très-égale, sans trace au-

cune de fluctuation (1), très-mobile, n'adhérant ni aux parties profondes, ni à la peau qui n'offre rien d'anormal à sa surface. Elle n'est le siége d'aucune douleur, soit spontanée; soit déterminée par la pression, à moins de circonstances toutes spéciales, comme dans le cas de M. A. Sichel, où la tumeur se trouvant au point d'émergence du nerf sus-orbitaire, fut cause, pendant tout le temps de son développement, d'hémicranie et de violentes odontalgies, dues plus que probablement à une irritation provoquée de ce nerf. Cette tumeur croît d'une manière lente, mais progressive et continue ; en six mois elle peut acquérir la grosseur d'une noisette. Toutefois, sous le rapport du volume qu'elle peut présenter, il n'est pas indifférent de considérer le point des paupières où se trouve placée la tumeur. Ainsi, dans le cas rapporté par J. Sichel, elle n'excédait pas la grosseur d'une petite lentille, mais aussi se trouvait-elle située au bord libre de la paupière supérieure, où le tissu dense et serré, comme on le sait, a pu apporter obstacle à la libre expansion du parasite. Dans le fait de Straelfield, au contraire, où l'entozoaire occupait le cul-de-sac oculo-palpébral supérieur, six mois seulement ont suffi pour qu'il prenne les dimensions d'une petite noix. Ici, en effet, le tissu cellulaire assez abondant est lâche et laisse au néoplasme toute liberté pour son accroissement.

Ainsi donc, de la région dépendra un peu le volume de la tumeur, qui peut aller de celui d'une lentille à celui d'une petite noix. Enfin, dans toutes les observations, le kyste a laissé échapper, soit après son incision ou par suite de sa déchirure

(1) Dans les faits que nous avons pu recueillir la fluctuation n'existait pas. Toutefois, en jugeant par analogie, nous croyons ce symptôme possible quelquefois. Dans un cas de cysticerque situé à la région frontale, M. le professeur Dolbeau, en effet, a noté que la tumeur, mobile sous la peau et sans adhérence avec les parties profondes, était molle et *fluctuante*. (Tumeur de la région frontale, contenant un cysticerque, par Dolbeau. — Bulletins de la Société anatomique, 1861, p. 324.)

accidentelle, une petite quantité de liquide séreux plus ou moins puriforme, entraînant avec lui le parasite.

Diagnostic. — Dans le fait qu'il rapporte, Sichel père déclare qu'il croyait avoir affaire à un kyste séreux, erreur d'autant plus pardonnable, que jusqu'à cette époque on ignorait absolument que le cysticerque pouvait se loger dans les paupières. Cependant ce chirurgien, à la fin de l'observation qu'il a publiée dans le journal de Malgaigne, dit que dorénavant on pourra se garer d'une telle méprise, en se basant sur les considérations suivantes : forme plus allongée transversalement et rénitence bien plus grande pour la tumeur entozoïque ; transparence manifeste pour le kyste séreux simple, et surtout, circonstance facile à constater, la production parasitaire est recouverte par la peau, tandis que les kystes séreux du bord libre palpébral ne sont recouverts que par l'épiderme. Si la tumeur était accompagnée de douleurs, l'idée d'un névrome pourrait naître dans l'esprit, mais le jugement serait bien vite redressé par la mobilité bien plus grande de la tumeur et surtout par l'absence de douleurs vives, soit qu'on la comprime ou qu'on la pince entre deux doigts. Certains chalazions pourraient quelquefois apporter quelque doute dans le diagnostic ; qu'on se rappelle, dans cette circonstance, que le chalazion, étant l'inflammation d'une glande de Meibomius, est accompagné, dès son apparition, de symptômes inflammatoires plus ou moins prononcés, qu'il est stationnaire, au lieu que le cysticerque a une marche lente mais progressive ; enfin, le chalazion adhère presque toujours assez intimement au tarse. La fluctuation, facile à sentir, que présente le dacryops, suffira toujours pour le distinguer du cysticerque développé à la face profonde de la paupière supérieure. On ne confondra pas non plus avec la tumeur qui nous occupe ce qu'on a décrit sous le nom de dermoïdes ou kystes sébacés et pilifères. Les recherches de M. Verneuil ont très-bien établi que ces kystes se développent presque constamment à la partie externe de l'arcade sourcilière ; ils peuvent quelquefois proéminer vers la conjonctive, mais, en tout cas, leur adhérence à l'arcade orbitaire permettra de les reconnaître. On éliminera aussi facilement le lipome, grâce à sa mollesse pâteuse, élastique, et surtout aux bosselures ou petites inégalités qu'on sent à sa surface. Reste le fibrôme qu'on a quelquefois rencontré sous une forme très-circonscrite dans les paupières. On conçoit, dans ce cas, les difficultés du diagnostic : le fibrôme des paupières a présenté les mêmes éléments constitutifs qui entrent dans la composition du kyste entourant le cysticerque. Au reste, l'erreur serait de peu d'importance, puisque le même traitement convient aux deux espèces de tumeur.

Traitement. — Dans les cas dont nous avons trouvé la relation, on a fait l'extirpation de la tumeur, petite opération qui n'a présenté rien d'intéressant à noter. L'extirpation est le seul remède qui convienne en pareil cas.

Obs. I. — Cysticerque de la paupière supérieure, par J. Sichel.

Le 7 octobre 1846 se présenta à ma clinique madame C..., âgée de 27 ans, et demeurant à Paris.

Cette dame portait à la paupière supérieure gauche, exactement au milieu de son bord libre, une tumeur que je déclarai être un kyste séreux. Cette tumeur, par son extrémité inférieure, faisait saillie entre les deux crêtes du bord libre palpébral. Sa longueur transversale était de 5 millim., sa hauteur de 4, et son épaisseur d'avant en arrière de 3 millim., un peu plus que l'épaisseur de la paupière. Cette production accidentelle était donc incrustée dans la paupière, entre la peau et le tarse dont elle semblait contourner le bord inférieur, à moins qu'elle ne fût en partie creusée dans ce cartilage. Elle était semi-transparente, lisse, à surface formée par la peau distendue et un peu décolorée. Elle réunissait donc presque tous les caractères des kystes séreux du bord libre des paupières, tels que je les ai décrits dans mon *Mémoire sur les kystes séreux de l'œil.* (*Arch. gén. de Méd.*, 1846). Elle n'en différait que par sa forme plus transversalement allongée, son volume un peu plus fort, sa

transparence moins parfaite, sa rénitence un peu plus considérable,
et la circonstance qu'elle était évidemment recouverte par la peau
distendue, et non par l'épiderme seul, comme le sont ordinairement
les kystes séreux du bord libre palpébral. Nulle part on n'y voyait un
point opaque ou plus dense. Je croyais donc avoir affaire à un simple
kyste séreux, et je proposai à la malade de l'en débarrasser par une
ponction de la membrane qui constituait le kyste, opération a
laquelle je procédai immédiatement au moyen d'une lancette. Il sorti
trois gouttes environ d'un liquide très-ténu, de la plus grande limpidité ; puis, une demi-goutte à peu près d'une matière plus épaisse,
blanchâtre et mêlée au sang épanché des lèvres de la plaie. Je regar-
dais déjà mon diagnostic comme confirmé, lorsque, pendant qu'on
épongeait la petite plaie, et par le fait des contractions du muscle
orbiculaire qui en résultaient, il sortit de l'ouverture, pratiquée sur
le bord libre même de la paupière, en arrière de l'implantation des
cils, un corpuscule ovalaire, blanchâtre et de 3 millim. dans sa plus
grande étendue, placé transversalement dans le sens de la ponction
et du grand diamètre de la tumeur. Il était plissé dans le même sens
et sortit en roulant autour de son axe horizontal. Je recueillis sur
ma main ce corps, qui offrait l'aspect d'un petit kyste affaissé, muni
à l'une de ses parois, d'une tache blanche et très-opaque. Sa ressemblance avec un cysticerque, entamé par l'ouverture de la vessie caudale, me frappa à l'instant même.

Placé dans l'eau, ce petit kyste apparent se déployait facilement,
et se montrait d'un blanc lactescent un peu bleuâtre, semi-transparent et muni à sa face interne d'un prolongement solide, opaque,
d'un blanc plus mat, long d'un millimètre et demi, et large de près
d'un millimètre à son extrémité libre. Enfin, c'était évidemment là
un cysticerque ladrique placé sous la peau de la paupière ; aussi
l'examen microscopique est-il venu confirmer cette opinion. L'entozoaire était sorti de la ponction au moment où, croyant avoir affaire
à un simple kyste séreux, j'étais sur le point de cautériser le fond de
la plaie avec le nitrate d'argent, pour amener la suppuration et la
sortie de l'enveloppe extérieure du kyste, que je ne pouvais songer à
extraire avec la pince ; car la malade, extrêmement sensible, redou-
tait beaucoup la douleur. Ce n'est qu'après la cautérisation que
j'examinai l'animalcule. Le surlendemain je fis sortir par la pression
la petite eschare et une assez grande quantité de pus. Je conseillai à
la malade d'appliquer des cataplasmes émollients, afin de faire entraîner par la suppuration tous les débris du kyste extérieur séro-

fibreux dont est enveloppé d'ordinaire le cysticerque. (*Revue médico-chirurgicale* de Malgaigne, 1847, p. 221.)

Obs. II. — Cysticerque du tissu cellulaire de la région du sourcil,
par A. Sichel (1).

Le 5 octobre 1871, Mlle B..., âgée de 24 ans, vient consulter M. le Dr Sichel pour une petite tumeur du sourcil droit, donnant lieu à des douleurs intenses dans la moitié correspondante de la tête.

Cette malade nous raconte que, vers la fin du mois de novembre 1870, elle fut prise de violents maux de dents dans toute la moitié droite de la mâchoire supérieure et d'hémicranie du même côté. Un dentiste fut alors consulté et ne découvrit pas de dent gâtée. On attribua ces douleurs à une névralgie et on les traita en conséquence. Néanmoins elles ne cessèrent jamais de tourmenter la malade et prirent le caractère irrégulièrement intermittent.

Quelques jours après l'apparition des douleurs, Mlle B.., s'aperçut de la présence d'une petite tumeur, du volume d'une lentille, située à un travers de doigt au-dessous du sourcil, un peu en dedans de la ligne médiane. La pression exercée sur la tumeur ne déterminait pas de douleur locale, mais réveillait les maux de dents et produisait une sensation de tiraillement dans l'œil.

Cette tumeur a grossi d'une façon continue, mais lente, jusqu'à la fin du mois d'août 1871. A partir de cette époque elle a suivi une marche plus rapide et présente aujourd'hui le volume d'une noisette. La malade n'a jamais observé de rougeur de la peau à ce niveau. Elle se plaint que l'œil droit, dont l'acuité visuelle est néanmoins très-bonne, se fatigue beaucoup plus facilement que le gauche. La santé générale n'a jamais été sérieusement troublée, malgré de fréquentes insomnies provoquées par lesd ouleurs névralgiques.

Etat actuel. — A un travers de doigt environ au-dessous de l'arcade sourcilière, et vers le tiers interne de cette arcade, on sent une petite tumeur du volume d'une noisette, immédiatement située sous la peau, dure, rénitente, extrêmement mobile, libre de toute adhérence soit avec la peau, soit avec les parties sous-jacentes. Les téguments qui la recouvrent ne présentent pas de changement de coloration. On ne détermine pas de douleur vive dans la tumeur, soit en le pinçant entre les doigts ; mais on provoque un violent mal de dents

(1) Gazette des hôpitaux, 16 octobre 1871, par J. Gros, chef de clinique.

et une sensation de tiraillement dans l'œil. Enfin on ne perçoit pas de fluctuation.

Le siége de la tumeur, située directement sur le trajet de la branche ascendante du nerf frontal externe, et la névralgie persistante du trijumeau éveillèrent tout d'abord l'idée d'un névrome ; mais l'extrême mobilité de la tumeur, l'absence de douleur vive à la pression rendaient ce diagnostic douteux.

Etait-ce un kyste développé dans le tissu cellulaire sous-cutané et comprimant le nerf frontal ? L'absence de fluctuation et l'excessive dureté de la tumeur écartaient également cette idée. M. Sichel pensa alors à un kyste pierreux ou calcaire du sourcil, affection décrite par Sichel père dans les *Annales d'oculistique* (1867, t. LVII). La dureté de la tumeur et la région qu'elle occupait rendaient cette opinion fort admissible.

Les douleurs qu'éprouvait la malade étaient intolérables ; ayant résisté à tout traitement médical, il n'y avait qu'un seul parti à prendre, quelle que fût du reste celle de ces hypothèses à laquelle on s'arrêtât, c'est-à dire l'énucléation de la tumeur.

M. Sichel pratiqua une incision rectiligne, un peu au-dessus de la tumeur, au niveau d'un pli cutané, afin de masquer la cicatrice. Il introduisit un bistouri entre la peau et la tumeur, puis après l'avoir complètement séparée des téguments externes, il la saisit avec une forte pince à griffes. La passant alors à un aide, qui tira la tumeur en haut, il finit de la disséquer avec des ciseaux. On réunit les deux lèvres de la plaie par deux points de suture, et l'on appliqua un bandage fortement compressif pour favoriser la réunion immédiate.

Sous la pression des pinces, la tumeur s'était rompue et avait donné issue à deux ou trois gouttelettes d'un liquide hyalin. M. Sichel pensa alors avoir eu affaire à un kyste à parois fibreuses très-résistantes ; mais en examinant les parois de cette poche, il vit sortir un petit corps blanc, allongé, qui semblait se mouvoir. Il reconnut aussitôt un cysticerque enkysté dans une poche fibreuse. L'ayant retiré avec soin du kyste, il le plaça sous le microscope et nous fit voir les mamelons et les crochets de l'entozoaire, dont la vésicule caudale s'était rompue et vidée. L'examen attentif du kyste démontra une texture fibro-celluleuse très résistante. (*Gazette des hôpitaux*, 16 octobre 1871, par J. Gros, chef de clinique.)

Obs. III. – Cysticerque logé derrière la paupière supérieure, par
J. Streatfield.

Anna B..., âgée de 7 ans, est amenée à M. Streatfield pour une
tumeur située au-dessous de la paupière supérieure droite ; sa mère
en a reconnu l'existance il y a six mois, et elle dit que le volume s'en
accroît progressivement.

La paupière fait saillie et pend au devant de l'œil, mais elle n'est
ni rouge, ni tuméfiée. L'examen permet de reconnaître qu'elle est
normale, mais en avant elle est formée par un gonflement de la portion de conjonctive située au-dessus, surtout à son côté interne. La
tumeur avait à peu près le volume d'une noix, était très-mobile, et,
lorsqu'on la comprimait, elle s'enfonçait dans l'orbite pour reparaître
dès que le doigt l'abandonnait ; sa surface était très-unie. Les mouvements du globe de l'œil n'étaient nullement gênés et la vision se
conservait parfaite. Il y avait un peu de conjonctivite, ce qui existait
depuis longtemps.

Le kyste, car c'est le diagnostic qui fut porté, fut aisément enlevé.
Lorsqu'on l'ouvrit, il s'en échappa une petite quantité d'un fluide
puriforme ténu, au milieu duquel flottait une petite vésicule transparente, du volume d'un pois.

Le kyste avait des parois épaisses tapissées par une membrane
lisse, et paraissait formé de couches de tissu connectif dense. La
vésicule était un cysticerque. (Extrait de *Ophthalmic Hospital Reports*,
vol. VI, 3e partie. — *Ann. ocul,*, t. LXVIII, p. 219, 1872.)

Voir aussi *Chirurgical and pathological observations*, 1855, 8°,
et *Ann. ocul.*, t. XXXVI, p. 276, pour un cas de cysticerque
situé derrière la paupière, par Edwin Canton.

§ 3. DU CYSTICERQUE SOUS-CONJONCTIVAL.

Deux parasites ont été rencontrés sous la conjonctive : ce sont
le cysticerque et la filaire. Le cysticerque seul fera l'objet de
ce paragraphe, la filaire devant plus tard être décrite dans un
chapitre spécial. Depuis le cas de Baum, observé en 1838, les
exemples de cysticerques logés sous la conjonctive se sont mul-

tipliés, surtout en Allemagne, où cet entozoaire paraît se développer assez souvent dans les différentes parties de l'œil. En
France, on n'a décrit que six faits de ce genre ; les cinq premiers appartiennent à J. Sichel, et nous avons pu observer le
sixième, au mois de juillet dernier, au dispensaire de M. A.
Sichel.

Les auteurs d'ophthalmologie les plus récents sont d'une
concision remarquable au sujet des kystes parasitaires de la
conjonctive, et cela sans doute parce qu'ils n'ont pas eu l'occasion d'observer de ces faits par eux-mêmes. Ce n'est pourtant
pas que cette affection ne présente des caractères assez tranchés
pour permettre de la distinguer facilement de toute tumeur
de la région.

Symptômes. — Le cysticerque placé sous la conjonctive af-
fecte la forme d'une tumeur siégeant presque constamment à
l'un des angles de l'œil, le plus souvent à l'angle interne ; placée, dans la plupart des cas, sur le diamètre transversal de
l'hémisphère antérieur du globe, elle s'est quelquefois avancée
en haut ou en bas, de manière à être cachée en tout ou en partie
par l'une des paupières. Généralement sphérique et assez
régulièrement globuleuse, cette tumeur peut quelquefois être
ovale et présenter à sa surface de très-petites bosselures, dépendant du développement irrégulier de l'enveloppe de l'entozoaire, comme J. Sichel l'a observé dans un cas. Un des caractères les plus importants de cette affection est constitué par une
tache jaune ou rose pâle, semi-transparente, arrondie, située
sur un point quelconque de la face antérieure de la tumeur, le
plus souvent à sa partie centrale.

Cette tache jaune, qui, d'après J. Sichel, reconnaît pour cause
la tête et le cou de l'animal, rétractés dans la vésicule caudale,
peut quelquefois faire défaut, soit qu'elle soit masquée par un
développement plus considérable de la paroi antérieure du
kyste et l'épaississement de la conjonctive, soit qu'elle se trouve

Lemoine.   3

cachée derrière le repli semi-lunaire. Cette circonstance s'est présentée deux fois à J. Sichel, et notamment dans sa dernière observation, ce qui fait ajouter à cet auteur que cette tache jaunâtre, « toute caractéristique et importante qu'elle est, ne peut être regardée comme un signe pathognomonique essentiel, constant et absolument nécessaire. » La coloration de la tumeur s'accentue de plus en plus à partir de son centre, pour devenir d'un rouge très-vif à sa circonférence, où la conjonctive très-fortement injectée lui imprime un aspect analogue à celui du pannus. Le reste de la conjonctive a conservé ses caractères normaux, si ce n'est qu'on remarque quelquefois deux ou trois gros vaisseaux s'avançant de la périphérie vers la tumeur. Un point important à noter, c'est la rapidité avec laquelle ces kystes parasitaires se développent : dans toutes les circonstances où cette particularité a été remarquée, on voit, en effet, qu'au bout de quinze jours après les premiers phénomènes, le kyste égale le volume d'un pois, pour continuer encore à s'accroître et acquérir les dimensions d'un haricot, dans un laps de temps de six semaines à deux mois.

Sous le rapport de l'âge et du sexe, nous ne voyons rien de bien particulier à noter ; peut-être, pourtant, l'affection s'est-elle rencontrée plus souvent pendant l'adolescence et la jeunesse, et de Graefe dit aussi l'avoir observée plus fréquemment chez les femmes. Ces remarques ont trait au cysticerque siégeant tant dans les autres parties de l'œil que sous la conjonctive.

Quant aux symptômes subjectifs, ils sont peu nombreux et presque tous négatifs ; tous les malades ont déclaré n'éprouver aucune douleur, sauf la sensation d'une légère pression dans l'œil. Dans le cas rapporté par M. Wordsworth, il est pourtant dit que le malade souffrait de sa tumeur, mais il est très-possible que le patient, qui n'avait que 7 ans, ait pu donner comme douleur, soit cette sensation désagréable dont nous venons de parler, ou bien encore une petite gêne que les malades éprouvent au rapprochement des paupières. La vision n'est nullement affectée; la pupille a conservé sa forme et sa mobilité normales ; seulement, par la position qu'occupe le kyste, certains mouvements de l'œil peuvent être contrariés, ainsi qu'on le constatait dans le cas de M. A. Sichel, où l'œil était un peu dévié en bas et en dehors.

Au toucher, la tumeur n'offre que la sensibilité ordinaire de la conjonctive, qui est libre de toute adhérence avec elle ou n'y adhère que très-peu. Quelquefois, à la palpation, on peut sentir une fluctuation un peu obscure, d'autant plus manifeste que la face antérieure du kyste sera moins fournie en tissu cellulaire condensé ; de même aussi l'élasticité et la rénitence varieront avec l'épaisseur de l'enveloppe. Dans la plupart des cas, on a noté une certaine mobilité des bords de la tumeur, auxquels on pouvait imprimer quelques légers déplacements; mais, d'un autre côté, toutes les observations portent que, par une partie de sa face postérieure, elle adhérait d'une façon très-intime à la sclérotique.

Enfin, doit-on attacher quelque importance à une ophthalmie catarrhale ou traumatique, qui aurait précédé, à une époque plus ou moins rapprochée, l'apparition de l'entozoaire? Plusieurs observateurs l'ont notée, Hœring et Cunier entre autres, et ce dernier serait tenté de voir dans ce fait une relation de cause à effet. Pour nous, nous ne partageons pas cette manière de voir, et nous ne voyons là qu'une simple coïncidence, ce que prouve du reste amplement le nombre plus considérable de faits survenus sans cause connue. Il n'en est pas de même à notre avis, de la petite inflammation qui accompagne ou précède de quelques jours l'apparition du parasite, et qui a été si bien remarquée dans le fait que nous avons pu observer. Cette petite injection très-circonscrite, qui d'ailleurs se dissipe rapidement, est due, suivant toute probabilité, à l'arrivée de l'entozoaire en ce lieu.

Pour terminer la description de cette affection et résumer les caractères principaux qu'elle présente, nous ne saurions mieux faire que de rapporter le tableau succinct, mais éminemment vrai, qu'en a tracé J. Sichel, dans son immortelle *Iconographie ophthalmologique*, § 808, p. 702 :

« On pourra se prononcer sans hésitation, dit cet auteur, sur la présence d'un cysticerque sous la conjonctive, toutes les fois qu'on trouvera vers l'un des angles, et plus ou moins rapprochée du diamètre transversal de l'hémisphère antérieur de l'œil, une tumeur recouverte par la conjonctive, arrondie, rose pâle, semi-diaphane, où l'on reconnaîtra presque toujours un disque blanchâtre ou jaunâtre circonscrit ; que cette tumeur sera d'un rouge plus foncé et plus vascularisée à sa circonférence ; élastique, mais peu dure, se déplaçant latéralement dans une certaine étendue, mais adhérente par le centre de sa face postérieure à la sclérotique. Il n'existe aucune douleur spontanée ; quelquefois seulement le malade accuse la sensation d'une légère pression ou d'une gêne, lorsque les paupières se rapprochent. Au toucher, la tumeur ne montre que la sensibilité ordinaire de la conjonctive. La vision n'éprouve point de trouble réel, mais seulement, dans quelques cas exceptionnels, une gêne plus ou moins grande dépendant de la position du kyste. »

Diagnostic. — Quelles sont les tumeurs de la conjonctive qu'on pourrait confondre avec celle qui nous occupe ? Le dermoïde est sans contredit une de celles qui s'y observe le plus souvent ; mais cette production présente des signes assez nets pour la faire reconnaître facilement. Le dermoïde, presque toujours situé à la partie inférieure et externe du globe, siége constamment sur le bord de la cornée et les parties environnantes de la sclérotique. Très-souvent il est garni de poils, et surtout, fait important, la plupart des cas observés se rapportaient à des altérations congénitales.

De même le lipome, tumeur excessivement rare dans cette région ne saurait embarrasser le diagnostic. Le lipome siége principalement dans l'espace compris entre les muscles droit supérieur et droit externe, à quelque distance de la cornée; sa forme plate, sa structure lobuleuse, sa mobilité plus grande le feront amplement distinguer de la tumeur parasitaire. Au surplus, d'après de Graefe, qui s'est surtout occupé de cette question, les tumeurs lipomateuses aussi sont congénitales et ne sont qu'une émanation du tissu graisseux du fond de l'orbite.

Lorsque l'entozoaire s'est développé dans le grand angle de l'œil, l'idée d'un encanthis hypertrophique ou d'une végétation de la caroncule peut naître, à première vue, dans l'esprit, mais cette erreur est bien vite redressée par un examen plus attentif. Effectivement, dans tous les cas où la tumeur occupait cette position, il est bien noté que la caroncule en était parfaitement indépendante ainsi que le repli semi-lunaire. Au reste, comme caractère différentiel de grande valeur, nous rappellerons encore la rapidité avec laquelle progresse le cysticerque sous la conjonctive : au bout de quinze jours ou trois semaines, après qu'on s'est aperçu de sa présence, il offre le volume d'un pois. Il n'y a tout au plus qu'une tumeur de mauvaise nature, qui puisse présenter une marche aussi rapide ; or on sait combien rares sont les tumeurs de cette espèce prenant leur point de départ dans la conjonctive bulbaire. L'épithélioma seul, que nous sachions, s'est montré quelquefois primitivement sur cette membrane ; devant un cas semblable, sans parler de la douleur, l'aspect rougeâtre et bosselé, la surface rugueuse et comme papillaire, souvent excoriée et laissant suinter un peu de liquide purulent, empêcheraient de commettre la méprise. Qu'on se souvienne, en outre, que les sujets porteurs de cysticerque étaient jeunes pour la plupart, tandis que les tumeurs malignes sont propres à l'âge mûr ou à la vieillesse.

Est-il besoin de parler des kystes séreux de la conjonctive ? Sichel, dans son Iconographie, p. 687, a fort bien établi que

le caractère principal de ces kystes est d'être placés transversalement dans les replis palpébro-oculaires, soit supérieur, soit
inférieur. On a rapporté, il est vrai, quelques observations où
ces kystes siégeaient dans d'autres points et, dans son ouvrage
que nous venons de citer, Sichel en donne même deux belles
gravures. L'un de ces kystes, observé par Sœmmering de
Francfort-sur-le-Mein, en 1836, se trouvait placé tout près du
bord inférieur de la cornée. L'examen qu'on en fit laisse beaucoup à désirer et il n'y aurait rien d'étonnant que cette tumeur ait contenu un cysticerque. Le même doute surgit aussi
après la lecture de l'observation de Warthon Jones, rapportée
par Mackenzie (Trad. de Warlomont et Testelin, p. 462). Bien
des caractères importants de la tumeur y sont omis et le siége
est exactement celui qu'occupent le plus fréquemment les
tumeurs parasitaires.

Pronostic. — Le pronostic de ces espèces de tumeurs est des
plus favorables. Jamais l'opération entreprise pour en débarrasser les malades n'a été suivie d'accidents ; tout au plus
aurait-on à redouter une petite conjonctivite déterminée par le
traumatisme ; mais, en pareil cas, un traitement approprié a
bien vite conjuré tous les dangers. Quelquefois on a vu survenir
au bout d'un certain temps, une petite végétation à la place
occupée par la tumeur ; on conçoit facilement de quelle minime
importance est cette petite difformité qu'une simple excision,
avec des ciseaux courbés sur le plat, fait disparaître pour toujours.

Traitement. — Nous venons de laisser entrevoir que le traitement est entièrement chirurgical. — Par une incision parabo-
lique on divise la portion de conjonctive qui recouvre la
tumeur, et on la dissèque ensuite dans toute cette étendue. Il ne
reste plus alors qu'à séparer de la sclérotique la face profonde
du kyste. On sait qu'ici les connexions sont très-intimes et

constituées par un tissu dense et très-résistant ; il faudrait par conséquent craindre, dans ce temps de l'opération, de sectionner le tendon d'un des muscles de l'œil, s'il se trouve à proximité. — Ici doit se placer le conseil que donne Sichel au chirurgien légitimement jaloux de produire la pièce à conviction : la paroi antérieure du kyste présente souvent une épaisseur beaucoup moindre que les autres parties de sa surface ; il peut arriver dans ce cas, que la pince destinée à fixer la tumeur et à opérer sur elle des tractions, dilacère le corps ou la vésicule de l'animal. C'est pour obvier à cet inconvénient que Sichel propose de disséquer un des bords de la tumeur, pour permettre de la saisir en ce point ou par sa face postérieure, où les couches offrent une plus grande épaisseur. — La tumeur extirpée, le traitement consécutif est des plus simples : il est superflu de poser des points de suture sur la conjonctive, dont la réunion est opérée au bout de quarante-huit heures. Rarement le traumatisme détermine une vive réaction, que, dans le cas échéant, un traitement approprié arrêterait bientôt.

Obs. — IV. — Cysticerque celluleux de la conjonctive, par von Siebold.

M. Baum, de Dantzic, qui m'a fait plusieurs communications intéressantes, m'a remis la relation suivante :

Le 3 mars dernier (1832), la fille Becker, âgée de 23 ans, vint me consulter pour une tumeur de la moitié d'un gros pois, grise, fixée dans la sclérotique, vers le canthe interne et un peu vers le haut du bulbe. Lorsque le regard était porté dans la perpendiculaire à l'axe du corps, la moitié de cette tumeur était recouverte par la paupière supérieure.

En l'examinant elle paraissait contenir un point incolore ; la conjonctive, qui la recouvrait, était très-injectée ; la malade ne ressentait point de douleur, mais elle accusait un sentiment de pression incommode, et il lui paraissait que sa vue était plus faible de ce côté que de l'autre. Il y avait près de six mois qu'elle s'était aperçue de l'existence de cette tumeur, qui, disait-elle, n'avait presque pas augmenté de volume depuis cette époque. La pupille de l'œil malade

avait la même grandeur, jouissait de la même mobilité que l'autre. Il
me parut que j'avais affaire ici à un hygroma. comme j'avais déjà eu
occasion d'en rencontrer plusieurs fois, j'avais eu recours alors à l'excision d'un lambeau de conjonctive à l'aide de ciseaux courbés sur le
plat, et chaque fois j'avais donné issue à un liquide limpide. Mais
dans ce cas la conjonctive se trouvait très-injectée, tandis que dans
les hygromas je l'avais toujours vue pâle. Avec des pinces à crochets
je soulevai une portion de la tumeur dans sa moitié inférieure et je
la retranchai avec des ciseaux de Cooper. Au lieu de voir s'écouler de
l'eau, je vis une vésicule se présenter et par la pression légère de haut
en bas elle glissa sur mon doigt. Je reconnus immédiatement que
cette vésicule était un *cysticercus cellulosæ*. Ce ver, du volume d'un
gros pois blanc, était rond ; au milieu se voyait la tache blanche
oblongue provenant du cou et de la tête retirée. Je le mis de suite
dans de l'eau tiède, pensant ainsi lui faire allonger la tête et le
cou ; mais cela n'eut pour effet que de déterminer à la vessie quelques
plis, qui ne disparurent plus. L'inspection microscopique, avec l'instrument de Schick, me permit de distinguer évidemment les quatre
suçoirs, le double cercle de crochets et les nombreuses couches trans-
parentes du parenchyme du cou. (*Preussische verein's Zeitung*, 1838,
et *Ann. ocul.*, t. II, p. 69, 1839.

OBS. V. — Cysticerque développé sous la conjonctive, par J. Sichel.

Céline D..., âgée de 7 ans, d'une bonne constitution et parfaitement
bien portante, se présente à ma clinique le 22 juin 1842. Elle n'a
jamais reçu de coup sur les yeux, ni subi aucune autre lésion traumatique de ces organes ou de leur voisinage. Dans la partie externe
de la conjonctive de l'œil gauche, à 4 millimètres environ du bord de
la cornée et dans le grand diamètre transversal du globe oculaire, elle
porte une tumeur arrondie, assez mobile, recouverte par la conjonctive qui est d'un rose pâle à la surface de la tumeur et d'un rouge
plus foncé à sa base et à son pourtour. Le volume de la tumeur est
celui d'un gros pois ; elle a près de 3 millimètres d'élévation. On ne
connaît aucune cause qui ait pu la produire. Je déclare immédiatement que je regarde cette tumeur comme contenant très-probable-
ment un cysticerque ; le même diagnostic est fait dans le même moment par les docteurs Desmarres, Baum de Dantzic, et Spiess de
Francfort, présents ce jour-là à ma clinique. L'extirpation est faite
immédiatement. Le globe oculaire est fixé en dehors par M. Des-

marres à l'aide d'une pince à dents implantée dans un pli de la partie
externe de la conjonctive ; tandis que, saisissant cette membrane sur
le côté externe de la tumeur avec une pince mousse, j'y pratique une
incision à l'aide d'une paire de ciseaux courbes sur le plat ; puis je la
dissèque tout autour de la tumeur. Le kyste, très-dur, n'est adhérent
qu'à sa base ; cette adhérence me force à renoncer à l'idée que j'avais
d'abord de l'extraire avec un instrument mousse pour mieux ménager
son contenu. Il est indispensable d'implanter dans sa surface une
petite érigne, de tirer fortement, et de disséquer sa base, qui est atta-
chée par un tissu cellulaire dense et serré. Il s'écoule beaucoup de
sang, ce qui, avec les mouvements de l'enfant, rend l'opération un
peu plus laborieuse.

Le kyste incisé présente une très-grande dureté et une épaisseur
très-considérable de la membrane externe, ce qui nous fait abandonner
à tous pour un moment notre premier diagnostic, et croire que
nous avons affaire à un kyste fibreux ordinaire.

Pressé par le temps à cause de plusieurs autres opérations qu'il me
reste à faire le même jour, j'ai l'imprudence, après l'ablation de la
tumeur, de me servir sans précaution des ciseaux pour en disséquer
la membrane fibreuse externe très-dense et très-dure, qui a près d'un
millimètre d'épaisseur, et j'incise en même temps une seconde membrane très mince et très-blanche, lisse, froncée, que je prends pour
la membrane séreuse du kyste. La membrane fibreuse est un peu
inégale à sa surface externe, recouverte dans un grand nombre de
points du tissu cellulaire épaissi ; sa couleur est d'une teinte gris-
jaunâtre un peu rosé ; ce mélange de rose pâle tient probablement à
du sang épanché dans le tissu cellulaire pendant l'opération ; car la
tumeur, placée pendant quelque temps dans de l'eau, ne conserve
aucune nuance rouge. Sa surface interne est lisse, blanche et
séreuse.

Une pression douce fait sortir du kyste fibreux incisé une petite
masse froncée d'un blanc lactescent très-pur, formée par ce que
j'avais pris pour la membrane séreuse du kyste. Placée dans de l'eau,
cette membrane plissée très-fine et semi-diaphane se déploie, et au
milieu de ses plis nous reconnaissons une petite plaque irrégulièrement arrondie, opaque, d'un blanc beaucoup plus foncé et crayeux,
faisant saillie dans l'intérieur de la cavité de la membrane, cavité qui
est ouverte à peu près dans son plus grand diamètre et en face de
l'éminence blanche. Cette circonstance nous fait revenir à notre premier diagnostic : ce que nous avons devant nous est évidemment la

vésicule caudale du cysticerque que j'ai ouverte pendant la dissection ; l'éminence ou petite papille blanchâtre placée à la surface interne de la membrane séreuse, en face de l'incision, n'est rien autre chose que la tête, le cou et le corps de l'animal retirés à l'intérieur de l'ampoule séreuse terminale. Nous portons immédiatement cette membrane séreuse au docteur Donné, qui a la bonté de l'examiner sans délai avec nous à son cours, sous un bon microscope et en présence de ses auditeurs. Tous ont pu se convaincre que l'objet examiné était bien une vessie à parois minces et lisses, ouverte sur l'un de ses côtés, et présentant sur la partie opposée, à sa surface interne, une saillie offrant tous les caractères génériques du cysticerque, savoir : une tête entourée de plusieurs suçoirs arrondis, portant près de son museau pointu une couronne de crochets noirs et se terminant dans un cou. Je regrette de n'avoir pas examiné avec exactitude les caractères spécifiques.

La plaie s'est guérie par suppuration et par le rapprochement insensible des lambeaux de la conjonctive disséquée. Un bourgeon assez volumineux a été enlevé d'un coup de ciseaux courbés sur le plat, quinze jours environ après l'opération. Peu de jours plus tard les lèvres de la plaie se sont rapprochées, et la cicatrice, fermée rapidement, est devenue presque linéaire. (*Journal de chirurgie* de Malgaigne, 1843, p. 404.)

Obs. VI. — Cysticerque ladrique sous-conjonctival, observé à la clinique ophthalmologique du Dʳ A. Sichel (1).

Emilie G..., âgée de 14 ans, demeurant à Marolles-en-Brie, se présente à la clinique du docteur Sichel, le 1ᵉʳ juillet 1873. Cette jeune personne vient consulter pour une tumeur oculaire qui a débuté il y a cinq semaines.

Le 25 mai, elle remarqua une petite rougeur dans le grand angle de l'œil droit, vers le bord externe de la caroncule. Les personnes qui l'entouraient et elle-même, attachèrent d'abord peu d'importance à cette légère injection conjonctivale, qu'elles prirent pour un *coup d'air*. Cette inflammation circonscrite produisit tout au plus un peu

(1) Ce cas a été rapporté d'une manière très-complète par le chef de clinique, notre ami le Dʳ Brière, du Havre, dans la *Gazette des hôpitaux* (19 et 29 juillet 1873), d'où nous en avons fait l'extrait. C'est aussi à l'obligeance de M. Brière que nous devons la figure qui accompagne cette observation.

de larmoiement, et, comme elle n'était pas douloureuse, on n'y fit
plus attention. A huit jours de là et sans que cette nouvelle atteinte
fût annoncée par de la douleur, par la moindre gêne, au point même
qui naguère avait été le siége de cette rougeur, apparut une petite
saillie. Celle-ci avait, lorsqu'on la vit pour la première fois, le volume
d'une tête de grosse épingle. Elle était rosée, lisse, et formait comme
une saillie caronculaire. Bientôt ses dimensions augmentèrent, et,
en quinze jours, elle avait atteint la grosseur d'un pois.

Pendant son développement, comme à son début, elle ne provoqua
pas la plus légère douleur. Aussi la laissa-t-on s'accroître sans lui
appliquer le moindre traitement.

Puis elle s'opposa peu à peu aux mouvements d'adduction de l'œil,
et, bien que les fonctions de celui-ci restassent intactes, un travail
soutenu devint impossible par la gêne qui se trouvait apportée à la
vision binoculaire. L'œil était larmoyant, très-rouge dans sa moitié
interne. Le mal, loin de diminuer, augmentait de jour en jour.
Emilie G... se décida à faire le voyage de Paris.

Etat actuel. — Au premier examen, on est frappé de l'existence
d'une tumeur dans l'angle interne de l'œil droit, siégeant sur le globe
oculaire et n'offrant aucune adhérence avec les paupières. Elle est unie
et soulève la paupière supérieure, sous laquelle elle se trouve cachée
en grande partie. Disons de suite que la pupille est manifestement
déviée en bas et en dehors.

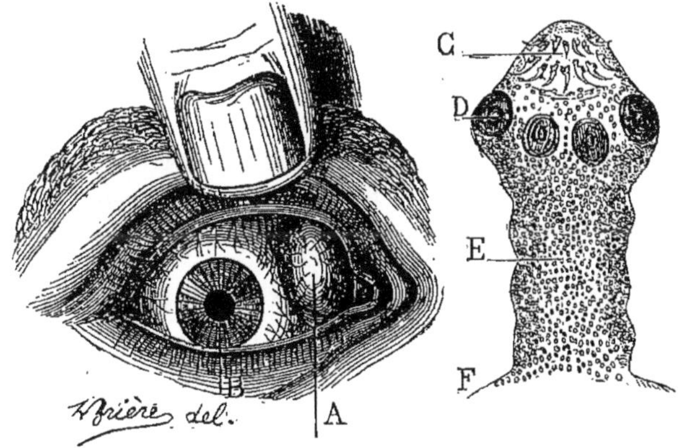

Si maintenant on soulève la paupière supérieure dans sa moitié
interne surtout, on découvre toute la grosseur, laquelle s'étend depuis
la caroncule lacrymale, qui est normale, jusqu'à 3 millim. de la

cornée, et du cul-de-sac conjonctival inférieur au cul-de-sac conjonctival supérieur, mesurant 9 millim. dans son diamètre horizontal, et 13 millim. dans son diamètre vertical. On peut comparer sa saillie à celle que ferait un petit haricot placé sous la conjonctive. Elle est uniformément globuleuse, ovale, à grand diamètre vertical. Sa coloration est essentiellement différente, suivant que l'on étudie le centre ou la périphérie. Dans sa partie moyenne existe un point jaunâtre, arrondi, légèrement brillant, dont la nuance se fond sur les bords et fait place à une coloration rose, qui s'accentue de plus en plus, à mesure que l'on s'approche des limites de la tumeur.

Celles-ci sont, en effet, marquées par une teinte d'un rouge vif, résultant d'un réseau vasculaire conjonctival très-développé. Cette hyperémie s'étend jusqu'au bord interne de la cornée, qu'elle dépasse au-dessus et au-dessous. Le repli semi-lunaire est complètement effacé et refoulé en dedans dans sa partie moyenne, mais il existe en bas et en haut et recouvre un peu la tumeur en ces points.

La palpation indique que nous avons affaire à une tumeur fluctuante, mais rénitente, d'une consistance qui rappelle celle des lipomes, adhérente au globe oculaire, dont elle suit tous les mouvements spontanés ou provoqués. La pression ne réveille pas de douleur exagérée. Les bords de la tumeur peuvent être légèrement déplacés latéralement, mais le milieu est très-adhérent par sa face postérieure. On trouve que la conjonctive jouit d'une certaine mobilité sur la tumeur, surtout dans la partie qui avoisine la cornée. L'œil a conservé tous ses mouvements, mais l'adduction est un peu limitée, la tumeur faisant office de coin entre la paroi interne de l'orbite et le globe oculaire.

M. Sichel, après avoir discuté devant tous ceux qui étaient présents à sa clinique, la nature de cette tumeur, fit inscrire le diagnostic suivant sur le livre de la clinique : *Kyste sous-conjonctival du grand angle de l'œil droit, contenant vraisemblablement un cysticerque ladrique.*

Opération. — L'opération, proposée à la malade, fut pratiquée séance tenante de la manière suivante : la malade étant couchée sur le lit à opérations, la tête maintenue par un aide et les paupières fixées avec des écarteurs, M. Sichel saisit la conjonctive avec une pince fine à dents, au niveau du point où elle quitte le bord externe de la tumeur pour se réfléchir sur le globe oculaire, et la sectionne paraboliquement, en suivant la moitié externe de la tumeur comme direction.

En soulevant la conjonctive, on voit un tissu jaunâtre, assez dense, qui fait partie de la tumeur. Celle-ci paraît d'abord n'être constituée que par du tissu fibro-graisseux, adhérant à la sclérotique par de nombreux tractus fibreux. Mais pendant qu'on divise ses adhérences, et au moment où l'on opère quelques tractions sur la tumeur, celle-ci s'ouvre par sa partie centrale et laisse apparaître une petite vésicule grisâtre, transparente, qui fait hernie au milieu du tissu fibro-graisseux de la masse, et dont l'aspect rappelle celui de la vésicule des cysticerques. A la face profonde de la tumeur, le bistouri rencontre un tissu fibreux, très-dense, que l'on est obligé de sectionner avec des ciseaux. La tumeur est ensuite aisément détachée de ses insertions vers le grand angle de l'œil. Au fond de la plaie, le muscle droit interne a été mis à nu, et son tendon était adhérent au tissu fibreux dont il a été parlé. Néanmoins le muscle lui-même n'a pas été intéressé pendant l'opération, ce que l'on vérifie de suite par l'examen fonctionnel.

Pendant qu'un aide maintient une éponge sur les paupières fermées pour arrêter l'écoulement du sang, M. Sichel procède à l'examen de la vésicule transparente, qui est encore en partie contenue au milieu de la tumeur. Il la saisit avec une petite pince et la sépare facilement de son enveloppe. Placée dans un verre de montre elle se présente comme une petite masse globuleuse de la grosseur d'un pois, gélatineuse, offrant en un endroit un petit point blanc de 1^{mm} de diamètre. C'est, à n'en pas douter, un cysticerque dont la tête et le cou sont invaginés dans la vésicule. Afin de rendre cet examen aussi concluant que possible et indiscutable, le professeur procède de suite à la dissection de ce cysticerque et à son examen histologique. La vésicule, déchirée avec deux aiguilles fines, laisse écouler un liquide hyalin, ce qui permet d'isoler la tête et le cou contourné sur lui-même, et de les porter sous le champ du microscope.

Tous les élèves, qui avaient assisté à l'opération, purent alors constater la tête en fer de lance, les ventouses, les deux rangées de crochets, l'aspect granuleux de la tête et du cou, enfin tous les caractères histologiques du cysticerque. — L'enveloppe est épaisse de 1^{mm} au moins, composée de tissus fibreux et graisseux, qui deviennent d'autant plus denses qu'on se rapproche de la face profonde de la tumeur. Tous les autres caractères se rapportent à ceux qui ont été donnés dans le journal de Malgaigne, année 1844, page 51, par Sichel père.

Il ne fut pas nécessaire de suturer la conjonctive; un linge humide, de la charpie et un monocle furent appliqués sur l'œil et laissés ainsi jusqu'au lendemain. Vingt-quatre heures après, absence de douleurs; l'état local est excellent, et l'action du droit interne est trouvée intacte et plus complète qu'avant l'opération. Au niveau de l'insertion de la tumeur, la sclérotique et le tissu épiscléral déchirés étaient le siége d'une sécrétion moitié séreuse, moitié purulente, peu abondante d'ailleurs.

3 juillet. Quarante-huit heures après avoir été opérée, la malade quittait la clinique pour retourner chez elle, ne présentant pas trace de réaction inflammatoire du côté de la coque oculaire. L'opération avait été inoffensive et le résultat complet.

Un mois et demi plus tard, le 16 août, Emilie G..... revenait à la clinique pour nous faire voir une nouvelle tumeur, qui avait pris naissance et s'était développée au lieu et place de la grosseur contenant le cysticerque ladrique.

L'examen de l'œil fit constater que la moitié inférieure du repli semi-lunaire, épargné au moment de l'opération, avait donné naissance par la section de son extrémité supérieure, à une petite grappe de bourgeons charnus, lesquels formaient une tumeur rosée de la grosseur d'un gros pois et adhérente à la conjonctive bulbaire par un pédicule de 1^{mm} et demi de diamètre. Celui-ci fut facilement excisé avec une paire de ciseaux, puis cautérisé avec un crayon de nitrate d'argent mitigé. Le reste de la plaie conjonctivale était bien cicatrisé ; l'œil n'était plus strabique, et la malade nous annoncait une vue aussi bonne de ce côté que de l'œil gauche. Nous lui avons bien recommandé de revenir à la clinique si elle remarquait quelque chose d'anormal du côté de son œil. Depuis un mois que cet avis lui a été donné, nous ne l'avons pas revue, et il est bien permis d'affirmer qu'elle est à tout jamais débarrassée de son ennemi.

INDEX BIBLIOGRAPHIQUE.

Preussische verein's zeitung, par Baum (18 avril, 1838). — Medicinische Correpondenz-Blatt, par Hœring (n° 25, p. 169). — London medical Gazette, par Estling (vol. XXII, p. 839, et vol. XXVI, p. 5). — La Gazette médicale de Paris a rapporté en septembre 1838 le premier fait de Estling et celui de Hœring. — Annales d'oculistique, par Cunier (t. VI, p. 271, 1842). — Journal de chirurgie de Malgaigne pour les trois premiers cas de Sichel (1842, p. 404 et suivantes) et Revue médico-chirurgicale de Malgaigne (1857, p. 147) et Iconographie

ophthalmologique, p. 701, pour les deux derniers. — Arch. d'ophthalmologie, par Alessi (t. I, p. 58, 1853). — Arch. für Ophthalmologie
(3 observations de de Graefe, t. III, 3ᵉ partie, 1860). — Ophthalmic-
Hospital Reports, par Wordsworth (vol. VI, 3ᵉ partie, 1872).—Gazette
des hôpitaux (19 et 29 juillet 1873), cas de A. Sichel, par L. Brière.

§ 4. DU CYSTICERQUE DANS LA CHAMBRE ANTÉRIEURE.

Comme on l'a vu à l'historique, c'est dans cette partie de
l'œil que le cysticerque a été découvert pour la première fois.
Si l'on songe à l'exploration de la chambre antérieure rendue
facile par la transparence de la cornée, la chose semblera assez
naturelle ; d'un autre côté, contrairement à ce qui a lieu pour
la conjonctive et les paupières, où l'entozoaire s'entoure d'un
kyste, ici il apparaît et se développe librement au milieu de
l'humeur aqueuse, sans qu'il soit masqué par une enveloppe,
circonstance qui, s'ajoutant à la première, devait en rendre le
diagnostic assez facile.

Symptômes.— Le cysticerque placé dans la chambre antérieure de l'œil se présente sous l'apparence d'un petit corps
sphérique, semi-transparent, d'un reflet grisâtre. Son volume
est variable et proportionnel à la durée de son séjour dans ce
point de l'organisme. Cette partie globulaire, la plus visible du
parasite et qui frappe tout d'abord l'attention de l'observateur,
n'est autre chose que la vésicule caudale, munie sur une partie
quelconque de sa surface, mais généralement en bas et en
avant, d'un prolongement plus ou moins développé. Ce prolongement, qui, suivant la comparaison de Logan, ressemble à
la trompe de la mouche commune, est formé par le cou et la
tête de l'entozoaire, et contraste fortement par sa couleur blanche
et opaque avec la semi-transparence de la vésicule. Le plus
ordinairement il se trouve situé à la partie inférieure de la
chambre antérieure, sa forme sphérique ne lui permettant pas
toutefois d'occuper le sinus formé par l'iris et la cornée.

Par une inspection attentive on ne tarde pas à reconnaître
que la vésicule elle-même est douée de petits mouvements
spontanés : par de légères contractions on la voit de temps en
temps changer de forme; de sphérique qu'elle était, elle devient
tout à coup ovale ou piriforme. Mais c'est surtout dans le corps
de l'animal que ces mouvements sont manifestes. Si le cysticerque n'a pas acquis un développement relativement considérable, on le trouve ordinairement dans une position telle que
le corps et la tête sont dirigés vers le point le plus déclive de
la chambre antérieure, ces différentes parties de l'animal ayant
une pesanteur spécifique plus considérable que la vésicule. On
l'aperçoit lançant la tête par un allongement du corps jusqu'au
fond de la chambre antérieure, pour se rétracter ensuite jusqu'à
la vésicule, de telle façon que le corps et la tête n'apparaissent
plus que comme un petit disque d'un blanc épais, tranchant
parfaitement sur le reste de la vésicule. Dans ces mêmes circonstances, pourvu qu'il soit libre de toute adhérence avec
l'iris, on peut aussi lui faire éprouver un mouvement de révo-
lution; en inclinant en arrière la tête du patient de manière
que le bord supérieur de la cornée soit plus bas que l'inférieur, le cysticerque se retourne tout doucement et s'arrête
comme un petit ballon (Logan), la tête pendant du côté du
bord cornéal supérieur et la vésicule se trouvant en rapport
avec le bord supérieur de la pupille. Lorsque l'entozoaire est
plus grand, ce déplacement ne peut avoir lieu, la vésicule caudale ayant acquis un volume assez considérable pour être re-
tenue entre la capsule cristallinienne et la cornée.

Plusieurs observateurs ont noté que, le matin surtout, le
cysticerque logé dans la chambre antérieure était plein de vie,
et qu'il exécutait des mouvements plus vifs et plus rapides. Ces
mêmes particularités ont été remarquées, lorsque celui qui en
était porteur avait bien chaud. Par contre, le malade venait-il
à éprouver un frisson, on voyait l'animal devenir paresseux,
exécuter peu de mouvements et retirer enfin son corps dans la

vésicule caudale. Mackenzie a constaté les mêmes phénomènes en appliquant de la glace sur l'œil d'un individu atteint d'un cysticerque.

Lorsque l'entozoaire a acquis un volume assez considérable, il ne peut plus flotter librement dans l'humeur aqueuse, et sa vésicule conserve constamment les mêmes rapports avec les différents points de la chambre antérieure; dans ce cas, le corps, qui prend un développement proportionnel à celui de la vésicule, permet à l'animal de lancer la tête tantôt du côté nasal, tantôt du côté temporal, mais plus souvent vers ce dernier. On conçoit qu'il en sera de même lorsque, par suite d'un exsudat, la vésicule aura contracté des adhérences avec l'iris, ainsi que de Graefe l'a remarqué dans un cas.

En concentrant la lumière sur l'animal au moyen d'une lentille à court foyer, on arrive à distinguer facilement les quatre suçoirs dont sa tête est garnie, ainsi que les rides transversales du cou.

Rarement le cysticerque développé dans la chambre antérieure a occasionné des douleurs, à moins qu'il ne fût accompagné de complications; il apporte seulement à la vision du malade un obstacle, en rapport avec son développement. Lorsqu'il est assez grand pour masquer complètement la pupille, l'œil ne reconnaît aucun objet; il distingue seulement la lumière de l'obscurité. L'hydatide est-elle assez petite pour laisser à découvert la partie supérieure de la pupille, le malade aperçoit les objets placés au-dessus du plan horizontal. Parfois aussi la vésicule caudale se contracte à un tel point ou change tellement de configuration, sous l'influence des mouvements spontanés de l'entozoaire, qu'une partie de la circonférence de la pupille est démasquée; les objets deviennent alors perceptibles.

Pour compléter cette description nous ne devons pas omettre un phénomène qui a été remarqué dans la généralité des cas. On a observé que l'apparition du cysticerque dans la chambre antérieure est précédée, à un intervalle plus ou moins éloigné, de quinze jours en moyenne, de la manifestation d'une ophthalmie rarement intense, et qui presque toujours avait disparu, lorsqu'on constatait pour la première fois la présence de l'animal. Mackenzie en donne comme interprétation, l'éclosion de l'œuf dans un des vaisseaux sanguins de l'iris ou de la choroïde. Qu'on se rappelle qu'une inflammation semblable a souvent précédé le développement du kyste parasitaire sous la conjonctive, et l'on se convaincra facilement qu'il doit exister entre ces deux phénomènes une relation de cause à effet.

Diagnostic. — Un ensemble de signes aussi nets et aussi caractéristiques, que ceux que nous venons d'énumérer, permettra toujours de reconnaître facilement la présence du cysticerque dans la chambre antérieure. Toutefois des erreurs ayant été commises, nous devons signaler et mettre en relief les différents caractères sur lesquels pourront se baser les observateurs pour éviter de semblables confusions.

Neumann rapporte un fait dans lequel il eut à observer un corps sphérique situé en partie dans la chambre antérieure et en partie dans la chambre postérieure. Il posa comme diagnostic, *cysticerque celluleux*. Des symptômes d'iritis s'étant déclarés, le chirurgien ordonna un collyre au sulfate d'atropine. Sous l'influence du mydriatique la pupille se dilata, et le corps étranger quitta la chambre antérieure, pour aller se loger derrière l'iris, où il détermina bientôt une inflammation violente de l'œil, suivie de la phthisie du globe. Mackenzie, faisant la critique de cette observation, conclut d'une manière catégorique que Neumann s'est trompé, en mettant cette choroïdite sur le compte d'un cysticerque, et ajoute qu'il a eu plutôt affaire à un cristallin luxé. On conçoit, en effet, difficilement comment un cysticerque pourrait se placer entre l'iris et le cristallin, sachant que la lentille est contiguë au diaphragme irien. Edwin Cauton rapporte dans ses *Chirurgical and pathological observations* (*Lon-*

don, 1855), un cas offrant quelques analogies avec celui de Neumann. Chez un enfant, âgé de 10 ans, la cornée s'était opacifiée et vascularisée peu à peu, tout en devenant plus saillante. L'incommodité qu'il en ressentait engagea à ponctionner la cornée avec un kératotome, ce qui donna issue à de l'humeur aqueuse, entraînant un cysticerque. Environ une demi-année plus tard, la même affection l'ayant ramené à l'hôpital, la ponction fut renouvelée et donna issue à un second corps qu'on prit pour un cysticerque. Toutefois, trois ans après cette dernière opération, l'enfant n'étant point rétabli complètement, Guthrie fit une incision à la cornée, et cette fois il ne sortit que de l'humeur aqueuse. De plus, ce chirurgien constata qu'il n'y avait plus de cristallin. Sans nul doute, le corps expulsé lors de la seconde ponction n'était autre que le cristallin lui-même.

Quels sont donc les caractères qui permettront de distinguer le cysticerque d'avec le cristallin luxé ? En présence de ce parasite logé dans la chambre antérieure, il est assez naturel qu'au premier coup d'œil le praticien soupçonne avoir affaire à un déplacement du cristallin. Pour un moment la vésicule caudale, d'une forme sphérique et semi-transparente, est prise pour le noyau du cristallin réduit par absorption et tombé en avant à travers la pupille. Mais un court examen ne tardera pas à lui faire abandonner cette idée, d'après les symptômes énumérés plus haut. En outre la forme lenticulaire du noyau lui permet de descendre plus profondément et d'approcher davantage de l'intersection de l'iris et de la cornée, au lieu que la forme sphérique de la vésicule l'empêche de reposer au fond de ce sinus. Nous avons vu aussi que le cysticerque, encore petit et libre de toute adhérence, peut incliner de côté et d'autre, suivant les mouvements imprimés à la tête du malade; mais ces changements de position ne sont jamais aussi rapides que ceux d'un cristallin déplacé.

Nous ne croyons pas qu'il soit nécessaire de s'arrêter au diagnostic différentiel du cysticerque et des exsudats qu'on

peut rencontrer dans la chambre antérieure : la transparence
de la vésicule et les mouvements propres de l'animal suffiront
amplement pour défendre d'une erreur à ce sujet.

Pronostic.— Dans la majorité des observations connues de
cysticerques dans la chambre antérieure, la présence de l'animal n'a pas été accompagnée d'accidents graves. Cependant on
a noté diverses inflammations provoquées par l'entozoaire.
Dans un fait observé par de Graefe une iritis, donnant lieu à
des douleurs ciliaires très-vives parfois, existait depuis dix
mois avec des exacerbations ; et lorsque ce médecin vit le malade pour la première fois, il constata une synéchie à la partie
inférieure de l'iris, où cette membrane était encore décolorée.
Dans le cas rapporté par Logan le malade avait aussi souffert
d'attaques répétées d'inflammation de l'œil, et lorsqu'il se présenta à ce médecin il était encore affecté d'une violente kératite.
Mackenzie nous apprend que chez ce même malade, qu'il put
observer, grâce à Meilke, des symptômes d'iritis ne tardèrent
pas à se montrer, ce qui obligea à faire l'extraction du parasite.
C'est surtout cet accident qu'on a à redouter du séjour du cysticerque dans la chambre antérieure, et il est très-présumable
qu'il se serait manifesté plus souvent si l'on n'avait délivré
l'œil de son hôte par une opération.

Traitement. — Le seul traitement applicable en cette circonstance est, à notre avis, l'extraction de l'entozoaire par la ké-
ratotomie. Nous savons bien que divers anthelminthiques, tels
que la santonine, peuvent être absorbés par l'œil et parvenir
dans la chambre antérieure à travers la cornée ; nous savons
bien aussi que Salvatore Alessi rapporte, dans un mémoire (1),
le fait d'un magistrat de l'Abruzze, atteint d'une kératite chronique et rebelle, chez lequel il reconnut dans la chambre antérieure un corps étranger, qu'il donne comme un cysticerque.

(1) Della Elmintiasi nelle sue Relazzioni oculistica, p. Salvatore Alessi.

D'après ce médecin la santonine et le calomel, administrés par la méthode endermique, auraient suffi pour tuer l'animal et faire résorber son cadavre dans l'espace de quarante jours. Mais après la lecture de l'observation d'Alessi on ne peut se défendre d'un doute au sujet de l'espèce de corps qu'il a aperçu dans l'œil, la description qu'il en donne ne pouvant s'appliquer à un cysticerque du tissu cellulaire. Aussi croyons-nous qu'il y aurait fort peu à espérer d'un traitement médical, bien que de Graefe, avec toute son autorité, témoigne le regret dans une de ses observations de n'avoir pu tenter par ce moyen la destruction de l'entozoaire. Au surplus parviendrait-on par ce mode de traitement à faire périr le cysticerque, n'a-t-on pas à craindre que même après sa mort, en agissant comme un corps étranger, il ne détermine les mêmes accidents qu'on observe pendant sa vie? Cette dernière considération à elle seule suffirait bien assez pour justifier l'opération que nécessite l'extraction du corps étranger. Au reste cette opération, facile à exécuter, est sans gravité par elle-même et ne peut avoir de suites funestes.

Pour faire l'extraction du cysticerque, placé dans la chambre antérieure, on fait, avec un couteau lancéolaire ou un couteau à cataracte, une incision à la cornée, soit à la partie inférieure, soit à la partie externe, suivant la position de l'entozoaire. S'il est de petit volume, généralement l'humeur aqueuse l'entraînera avec elle; dans le cas contraire on pourrait imiter l'exemple de Fœrster et exercer quelques petits frottements sur la cornée avec la curette de Daviel. Si par son développement plus considérable ou par suite d'une adhérence à l'iris, l'animal n'était pas expulsé spontanément, il faudrait aller le saisir directement avec des pinces courbes ou l'attirer au dehors avec un crochet mousse, ainsi que Mackenzie l'a pratiqué deux fois. Il arrive très-fréquemment que dans cette petite manœuvre l'iris fasse hernie par les bords de la plaie;

si, par de douces frictions sur la paupière supérieure fermée, on ne parvient à faire rentrer cette membrane, il y a indication formelle de faire l'excision de ce lambeau, pour éviter les accidents consécutifs à un enclavement de l'iris. Cet incident de l'opération, qui d'ailleurs est loin de se produire à chaque fois, ne justifie pas le conseil, donné par Desmarres, père, et Teale, d'aller saisir avec une pince l'iris avec le cysticerque pour l'exciser ensuite.

Obs. VII.— Cysticerque de la chambre antérieure, par Sœmmering.

Un cysticerque vivant apparut, peu de temps après une ophthalmie, dans la chambre antérieure de l'œil d'une jeune fille saine et âgée de 18 ans; il ressemblait à un petit morceau de peau semi-opaque et augmenta graduellement de volume. Deux mois après son apparition, il n'occasionnait point de douleur, mais seulement une légère sensation désagréable, lorsqu'il s'agitait vivement; il ne gênait la vision que lorsqu'il venait se placer directement devant la pupille; il y avait un peu de rougeur au pourtour de la cornée. Le cysticerque, comme une cataracte lenticulaire à moitié dissoute, restait habituellement couché au fond de la chambre antérieure. Il offrait l'aspect d'une sphère transparente, présentant en un seul point une saillie opaque d'un blanc laiteux. Lorsqu'on frictionnait doucement les paupières, et quelquefois spontanément, on voyait la portion opaque et ridée de la sphère devenir saillante, et le cou mince et filiforme poussé au dehors. Le corps vésiculaire de l'hydatide, tantôt lentement, tantôt rapidement, changeait sa forme sphérique en une autre plus étendue, ovale ou piriforme. Il était communément situé à la distance d'une demi-ligne à une ligne du bord inférieur de la cornée, car le sinus qui existe entre l'iris et la cornée était trop petit pour le contenir. Le cou pendait le plus souvent en bas, comme un plumet, et ballotait librement vers toutes les parties de la circonférence de la cornée, suivant les mouvements de la tête de la malade; on ne le voyait que rarement saisir quelque chose.

Il resta sept mois dans l'œil et acquit pendant les cinq derniers le double de son volume primitif, de sorte qu'il avait le volume d'un pois, lorsque le Dr Schott pratiqua une petite incision à la cornée, et, avec les pinces-crochets de Reisinger, l'amena vivant hors de l'œil. Placé dans de l'eau tiède, le cysticerque continua de s'y mouvoir pendant plus d'une demi-heure. puis il devint graduellement opaque et blanc. On put très-bien distinguer au microscope ses 4 suçoirs proéminents, environnant la double couronne de crochets et formant la tête de l'animal. — (*Isis d'Oken,* heft VII, p. 707 (1938), et Mackenzie, *Traité des maladies des yeux,* trad. Warlomont et Testelin, t. II, p. 863.)

Obs. VIII. — Cysticerque de la chambre antérieure, par Mackenzie.

Samuel Byrne, âgé de 28 ans, teinturier en soie, de Macclesfield, fut admis au *Glascow eye infirmary,* le 28 septembre 1850. Un an avant cette époque son œil gauche avait été atteint de photophobie et la vision s'était obscurcie de ce côté. Cet état avait été suivi, au bout d'une quinzaine de jours, de l'apparition dans la chambre antérieure d'un corps opaque, que depuis huit mois déjà on avait reconnu être un *cysticercus cellulosæ.* L'œil n'avait été ni rouge, ni douloureux. L'hydatide a graduellement augmenté de volume, de sorte que sa vésicule caudale recouvre entièrement la pupille. Elle est semi-transparente, ce qui permet de voir la pupille à travers ; on voit l'animal changer de forme de temps en temps. Le cou et la tête sont fortement développés ; ils ont près d'un 1/2 pouce de long (pouce anglais) et largement 1/20 de pouce d'épaisseur. Le cou est rétréci en quatre ou cinq points différents ; la tête paraît fixée entre l'iris et la cornée vers leur bord temporal. L'hydatide empêche le sujet de rien voir de son œil gauche, qui n'est plus sensible qu'à la différence entre la lumière et l'obscurité.

23 septembre. Le cysticerque, et surtout sa tête, exécute des mouvemente plus vifs. Avec le microscope ophthalmique on aperçoit distinctement ses suçoirs latéraux, et, au centre du rostellum, un petit corps conique, qui est alternativement dardé et rétracté. La vésicule caudale est recouverte de stries blanches. Le malade ne se rappelle point si pendant son enfance il a été tourmenté par des vers. Il a eu occasion de manger des lapins de garenne.

Le 27. En présence des professeurs William et Allen Thompson, de M. Vaux de Macclesfiel et d'un grand nombre d'autres personnes, je procédai à l'extraction de l'hydatide, comme il suit : je ponctionnai la cornée à son bord temporal avec le couteau pyramidal de Beer, puis j'introduisis le crochet de Schlagintweit et je saisis le cou de l'hydatide contre la tête. L'animal, qui était très-développé, était aussi assez mou, car, en essayant de l'extraire, la tête se rompit. Je saisis alors le cou plus près de la vésicule caudale et il se rompit encore. Une portion du cou, faisant saillie par la plaie, je la saisis avec une petite pince.

3 octobre. Depuis trois jours le malade se lève, l'œil va parfaitement bien. (Mackenzie, *loc. cit.*, t. II, p. 867.)

Obs. IX. — Cysticerque de la chambre antérieure, par de Graefe.

La chambre antérieure renferme une vésicule transparente de la grosseur d'un pois, et qui, à sa partie inférieure, présente une nodosité blanchâtre, opaque. Certains mouvements particuliers, avec contraction et ondulation de la partie supérieure de la vésicule, qui sont surtout bien visibles après plusieurs mouvements de l'œil, ne laissent aucun doute sous le rapport du diagnostic. Il s'agit indubitablement d'un *cysticercus cellulosæ*. La partie opaque de la tête rentre parfois entièrement dans la vésicule, parfois elle en sort d'une longueur de 3/4 de ligne, et, à l'endroit plus rétréci qui forme le cou, on peut en quelque sorte reconnaître les suçoirs. Cette affection s'est développée avec les symptômes d'une iritis et le cysticerque a été pris jusqu'à présent pour un exsudat de nature rhumatismale.

La partie opaque de la tête rentre parfois entièrement dans la vésicule, parfois elle en sort d'une longueur de 3/4 de ligne, et, à l'endroit plus rétréci qui forme le cou, on peut en quelque sorte reconnaître les suçoirs. Cette affection s'est développée avec les symptômes d'une iritis, et le cysticerque a été pris jusqu'à présent pour un exsudat de nature rhumatismale.

Il existe encore maintenant des symptômes d'iritis partielle ; ceux-ci sont surtout apparents là où la paroi postérieure de la vésicule est adhérente au bord inférieur de la pupille, au moyen d'un exsudat jaunâtre. Près de ce point, l'iris est décolorée, sa texture a disparu, et sur la face postérieure de la membrane de Descemet on observe une couche d'exsudation ; d'ailleurs les artères sus-scléroticales sont injectées, et les veines correspondantes un peu distendues. Comme cette vésicule recouvre presque entièrement la pupille, qui est rétrécie, il s'ensuit que la vision est très bornée. Après l'instillation de quelques gouttes d'une solution de sulfate d'atropine, la pupille s'est notablement dilatée, excepté à l'endroit où elle a contracté adhérence avec le cysticerque, car l'iris marque là, au moyen de l'exsudat indiqué plus haut, l'adhérence à la capsule cristallinienne. Lorsque la dilatation de la pupille existe, le malade, selon les circonstances, voit assez bien.

En examinant avec attention toute la surface du corps, on ne rencontre nulle part de cysticerque, et jamais la malade n'a rendu de portion de tænia. Elle est, d'ailleurs, parfaitement bien portante ; les douleurs frontales et temporales ne sont point dues à un rhumatisme, mais dépendent de ce qu'on appelle névrose ciliaire, qui accompagne si souvent l'iritis, et qu'on doit considérer comme un symptôme sympathique, dépendant de l'irritation des nerfs de l'iris dans les ramifications de la branche supérieure du trijumeau.

L'origine du mal remonte à dix mois ; l'iritis chronique, avec de longues intermittences, avait duré pendant cinq mois, lorsque la malade observa, pour la première fois, un petit point blanc dans son œil, et, d'après le dire de la patiente, en quatorze jours ce point acquit la grosseur qu'il a maintenant et est resté stationnaire depuis. Les symptômes inflammatoires n'ont jamais complètement disparu depuis cette époque, seulement il y a eu des intermittences de quelques semaines. La malade (elle est étrangère à la ville) désirant être promptement débarrassée de son mal, on aura immédiatement recours à l'extraction du parasite. Sans cette circonstance spéciale, il aurait fallu continuer pendant quelque temps les instillations d'atropine, ou mieux encore, employer les alcaloïdes anthelminthiques, qui peuvent aussi pénétrer à travers la cornée et aller agir comme topiques ; ce qui eut fourni l'occasion de faire cette curieuse expérience thérapeutique. (*Annales d'oculistique*, t. XXXI, p. 246. 1854.)

Index bibliographique. — Isis d'Oken, Heft VII, p. 707 (1830), par Sœmmering ; cysticerque de Logan (1833), Mackenzie, Traité des maladies des yeux, t. II, p. 864 et 867 ; London medical Gazette (1848), par Mackenzie et loc. cit.; Annales d'oculistique, t. XXXI, p. 246 (1854), par de Graefe ; Salvatore Alessi, critique de Raikem, Annales d'oculistique, t. XXIX, p. 56 (1853), Chirurgical and pathological observations, London, t. LV, 8°, par Edwin Canton ; Archiv für ophthalmologie, t. IV, 2e partie, p. 113 (1861), par Hirschler ; Ophthalmic hospital Reports, no 4 (1863), par John Windsor ; Archiv für ophthalmologie, t. VII, 1re partie (1863), par Mende ; Klinische monatsblätter für Augenheilkunde, p. 59 (1867), par Fœrster.

§ 5. DU CYSTICERQUE DANS LE CRISTALLIN.

Une seule fois le cysticerque s'est présenté dans le système cristallinien de l'homme, et c'est de Graefe qui a observé ce cas, en 1864. Il est impossible, d'après un exemple unique, de tenter une description de l'entozoaire dans cette partie de l'œil, nous nous contenterons de rapporter simplement la relation de ce fait curieux, telle qu'elle a été tracée par l'auteur.

Obs. X. — Mme Sophie (G...), âgée de 42 ans, se présente à la clinique, en novembre 1864, pour une cécité de l'œil gauche, survenue au mois de juin de la même année, dans l'espace de trois semaines, avec de légers phénomènes d'irritation. Depuis le commencement du mois de juillet, la malade n'éprouvait plus de douleur, mais ne possédait plus de perception lumineuse quantitative. A l'examen de l'œil, on pouvait constater une cataracte corticale molle complètement formée; il existait des synéchies postérieures isolées; l'iris était décoloré et un peu rétracté à sa périphérie; la consistance du globe oculaire était considérablement diminuée; la perception lumineuse n'était pas trop défectueuse, mais aussi pas tout à fait précise (à 8 pouces de distance, le disque lumineux n° 8 était perçu nettement); la projection et les phosphènes étaient conservés. Je portai le diagnostic « iridocyclite avec affection du corps vitré et cataracte secondaire. » Quoiqu'on eût présenté le résultat d'une opération comme peu important et même douteux, la malade désira être opérée, parce qu'elle avait souffert quelques jours auparavant d'une forte névralgie ciliaire, et de sensibilité douloureuse de l'œil au toucher. Je pratiquai avec un large couteau lancéolaire une grande incision linéaire par en haut, je fis l'excision d'une large portion d'iris, j'ouvris la capsule, et à l'aide d'une légère pression exercée avec la curette sur les bords de la plaie, la cataracte très-ramollie fut facilement expulsée. La quantité normale de cristallin parut avoir été évacuée, et cependant la pupille restait toujours masquée par un corps blanchâtre, dont on ne pouvait bien distinguer les détails à cause d'une petite hémorrhagie. J'employai alors les manœuvres de pression légère dont on se sert ordinairement pour faire sortir les restes de la substance corticale. Immédiatement on vit sortir au milieu de quelques parties floconneuses de substance corticale une vésicule transparente de 6 millimètres de diamètre, portant une petite tache blanche peu élevée. Je supposai que c'était là un cysticerque, et en effet le microscope le fit reconnaître comme tel. Après l'expulsion de la vésicule, les masses blanchâtres avaient disparu du champ pupillaire, mais on y voyait de fines membranes jaunâtres en rapport, à ce qu'il me parut, avec la capsule postérieure, ou situées du moins immédiatement en arrière (infiltration membraneuse du corps vitré). Avec un petit crochet, je déchirai ces membranes (ainsi que la capsule postérieure), et il sortit un peu d'humeur vitrée, liquéfiée et jaunâtre. Il apparut alors un espace relativement libre d'opacités, ce qui confirma la supposition que les couches opaques occupaient principalement la région anté-rieure du corps vitré.

Le résultat fut aussi favorable que possible dans ces conditions. Les opacités du corps vitré mentionnées s'éclaircirent, mais l'examen ophthalmoscopique démontra plus tard l'existence de fines membranes dans les régions postérieures du corps vitré. La consistance du globe oculaire redevint normale. La malade, lorsqu'elle nous quitta, six semaines après l'opération, comptait les doigts à 5' de distance, et lisait difficilement avec + 2, n° 16 (Jæger) à 3" de distance. On pouvait espérer que cette amélioration ferait encore des progrès.

Quant au siége de ce cysticerque, on pourrait hésiter à le placer, soit dans le cristallin, soit immédiatement en arrière. La dernière opinion ne serait admissible qu'à condition de supposer en même temps la destruction de la capsule postérieure par l'entozoaire ou par le processus morbide ; la région antérieure du corps vitré, située en avant des membranes jaunâtres, devait en ce cas communiquer direc-tement avec la cavité du système cristallinien, et l'humeur vitrée occupant normalement cette partie, devait avoir été résorbée. Sans cela le cysticerque n'aurait pu sortir en même temps que les dernières masses corticales, et sans être accompagnée d'une trace d'humeur vitrée, d'autant moins que rien pendant l'opération n'indiqua une lésion de la capsule postérieure.

D'ailleurs, que le siége du cysticerque ait été situé dans l'intérieur de la cristalloïde fermée près du pôle postérieur du cristallin, ou qu'il ait été situé primitivement dans la région antérieure du corps vitré, et qu'une perforation de la capsule postérieure ait amené une libre communication avec le cristallin, supposition qui pourrait s'appuyer peut-être sur l'existence d'altérations étendues du corps vitré, toujours est-il, qu'au moment de l'opération, nous avions affaire à un cysti-cerque du cristallin.

La malade ne pouvait fournir des indications exactes sur le début de la cataracte ; cependant elle était sûre que, déjà au mois de juillet, peu de temps après la perte de la vision, on s'était aperçu de la tache grise qui masquait la pupille. La formation rapide de la cataracte me paraît d'ailleurs d'autant plus admissible, que la seule affection du corps vitré n'aurait pu abolir dans le temps les fonctions d'une manière aussi complète. En nous appuyant sur le fait, que l'iritis ou l'iridocyclite ne conduit que lentement à la formation d'une cataracte, nous serions autorisé, dans notre cas, à conclure que l'entozoaire avait habité le cristallin dès le début de l'affection, ou bien qu'après un court séjour dans le corps vitré, il avait perforé l'hyaloïde et la capsule postérieure, et était entré ainsi en communication avec le cristallin. (*Clinique ophth.*, traduit de E. Meyer, p. 363.)

§ 6. DU CYSTICERQUE DANS LES PARTIES PROFONDES DE L'ŒIL.

Rétine et corps vitré.

« Le siége primitif le plus fréquent du cysticerque (dans les parties profondes de l'œil) est sous la rétine ; cependant je suis hors d'état d'indiquer une proportion numérique entre ces cas et ceux où l'entozoaire débute dans le corps vitré... Si je prends en considération les cas où les malades se présentent peu de temps après la période de formation, je suis tenté d'en conclure que le cysticerque débute entre la rétine et la choroïde au moins deux fois plus fréquemment que dans le corps vitré. » (1). Pour de Graefe le cysticerque peut donc se développer aussi d'emblée dans le corps vitré. Nous ne partageons pas sur ce point l'opinion du professeur de Berlin. Toutes les fois, en effet, qu'on a pu observer la première apparition de l'entozoaire dans les parties profondes de l'œil, toujours c'est derrière la rétine qu'on l'a trouvé logé ; et souvent, en assistant à l'évolution du parasite, on l'a vu perforer cette membrane et tomber dans l'espace hyaloïdien. Jamais, au contraire, on n'a noté dans le corps vitré le cysticerque à ses premières phases de développement, et de Graefe lui-même dit que, l'animal occupant déjà cette région, on peut parfois reconnaître la marche qu'il a suivie, aux traces laissées par son passage sur la membrane nerveuse. Mais supposons même qu'on ne parvienne pas

(1) De Graefe. Loc. cit., p. 344.

à découvrir le point de départ de l'animalcule, est-on autorisé
à conclure qu'il s'est développé primitivement dans l'hyaloïde?
Non, sans doute, car son siége initial peut être voilé par des
opacités, ou se trouver sur un point difficilement accessible à
l'exploration (parties équatoriales). Ces raisons nous font considérer la présence du cysticerque dans le corps vitré, comme la
seconde période de l'affection qu'il détermine en se développant
sous la rétine, et nous devons, en conséquence, réunir dans un
même chapitre les symptômes provoqués par l'entozoaire
dans ces parties de l'œil.

Symptômes. — Comme premier phénomène, en général, le
malade s'aperçoit que la vue s'affaiblit dans l'œil affecté. C'est
un léger voile, comme une gaze, qui s'étend au-devant de
l'organe et l'obscurcit en totalité ou en partie. D'autres fois un
point circonscrit du champ visuel est seul lésé : le malade a
constamment devant l'œil une boule noire, occupant toujours
la même position ; parfois, comme symptôme initial, il est tra-
cassé par des mouches volantes ou par une photopsie, qui, du
reste, ne tarde pas à être remplacée par une tache obscure,
ainsi qu'il arriva dans le cas rapporté par Nagel. Quoi qu'il en
soit, le mal s'aggrave bientôt, le scotôme s'accentue insensiblement ou par saccades, et au bout de quelques semaines la vision
est complètement abolie ou tout au plus existe-t-il une légère
perception dans une partie du champ visuel. Quelquefois aussi
on a noté au début de l'affection une céphalalgie assez violente,
accompagnée d'élancements dans l'œil, existant d'une manière
constante ou revenant par exacerbations. Ces douleurs ont été
très-marquées pendant quinze jours dans le cas qui s'est offert
à la clinique de M. Sichel, le 13 novembre 1871.

Si l'entozoaire n'a pas provoqué de phénomènes inflammatoires, extérieurement on ne remarque rien de particulier à
l'œil, qui a conservé sa tension normale. La pupille toutefois
est paresseuse, ne se contracte que lentement, et seulement par

action réflexe ; car, en soustrayant l'œil sain, on voit que la pupille du côté malade est devenue insensible et ne réagit plus à la lumière.

Dans les rares cas où l'on a pu observer à l'ophthalmoscope la première apparition du cysticerque sous la rétine, il s'est présenté sous l'apparence d'une tache bleu-grisâtre, d'un diamètre à peu près double de celui de la papille. A mesure que l'animal prend de l'accroissement, cette opacité augmente en étendue et en épaisseur, et l'on voit bientôt la rétine, poussée vers la membrane hyaloïde, proéminer distinctement au dessus du niveau du fond de l'œil. A ce moment déjà l'entozoaire, envahissant la rétine d'arrière en avant, peut la perforer pour venir se loger dans le corps vitré.

Si l'entozoaire demeure, au contraire, placé derrière la membrane nerveuse, on peut par des examens répétés assister à son développement; par une progression insensible et dans l'espace de quelques semaines, quatre ou cinq en moyenne, il finit par se dessiner en entier sur le fond de l'œil.

La vésicule, à cette époque, présente un diamètre de 2 à 4 millimètres environ, et sur un point quelconque de sa surface elle donne naissance à un appendice cylindrique, terminé par un renflement et d'un reflet blanc et clair. Alors aussi l'ophthalmoscope permet de distinguer les mouvements caractéristiques de l'animalcule : on reconnaît que la vésicule est animée de petites constrictions et l'on voit le col et la tête s'allonger et se rétracter alternativement. Toutefois il peut se faire que ces dernières parties ne soient pas en expansion ; en ce cas, au lieu du prolongement indiqué, on trouvera sur la vésicule un point tranchant par sa couleur mate sur la teinte bleu verdâtre de la tumeur.

Placé entre la rétine et la choroïde, le cysticerque ne conserve pas indéfiniment la même situation ; on a remarqué, au contraire, qu'il se déplace, de telle sorte que si, au début, il se trouvait à la partie supérieure et externe de l'œil, on le voit insensiblement, comme entraîné par son propre poids, descendre jusqu'aux parties inférieures de l'organe. Que dans ces circonstances la rétine demeure intimement appliquée sur l'entozoaire, celui-ci dans sa marche dépouillera de leur pigment les différents points de la choroïde, avec lesquels il aura été successivement en contact. Une décoloration de la face interne de la membrane choroïdienne, et une couche de nouvelle formation seront la conséquence de cette irritation lente et circonscrite, ce qui, même longtemps après, permettra encore de reconnaître le point de départ de l'animal et le trajet qu'il aura parcouru. Mais si, dès le commencement, il se forme une exsudation sous-rétinienne, le cysticerque, flottant librement au milieu du liquide, pourra ne laisser sur la choroïde que des traces peu marquées de son passage. Déjà, à cette première période, de fausses membranes peuvent se développer dans le corps vitré et apporter de sérieuses difficultés dans la recherche de l'helminthe, comme le dit Follin (1); cependant leur apparition, à cette époque, n'est pas constante ; elles n'offrent rien de caractéristique et souvent même elles disparaissent pendant l'évolution de l'entozoaire.

Nous devons mentionner ici deux observations dans lesquelles le cysticerque, au lieu d'occuper la face externe de la rétine, semblait adhérer à sa face interne. Ces deux faits n'offrent rien de particulier quant aux symptômes fournis par la présence du parasite ; ils se distinguent uniquement des autres cas par les altérations anatomiques qu'on a rencontrées sur la membrane nerveuse. Dans l'exemple publié par de Graefe, en 1858, dans son journal, l'ophthalmoscope montrait des altérations très-avancées de la rétine, marquées surtout en deux points, à la papille et en dehors de la tache jaune ; c'étaient une décoloration d'un vert clair et une dégénérescence à grosses granulations, qui ôtaient à la rétine presque toute trace de

____

(1) Follin. Leçons sur l'exploration de l'œil par l'ophthalmoscope, p. 136, 1863.

transparence et recouvraient non-seulement le tissu choroïdien, mais encore par places les vaisseaux rétiniens. Cette altération particulière, si différente des exsudations ordinaires de la rétine, intéressa vivement de Graefe, d'autant plus qu'il avait encore vu quelque chose d'analogue dans un cas de cysticerque. Le second fait, rapporté par Nagel dans le même journal en 1862, avait été pris trois mois auparavant pour une rétinite exsudative. La première fois qu'il l'observa, Nagel constata tous les caractères d'une phlegmasie chronique de la rétine : hyperémie veineuse, trouble diffus et probablement une dégénérescence graisseuse, analogue à celle qu'on rencontre dans la maladie de Bright. L'entrée du nerf optique, à contours mal limités, formait au fond de l'œil une tache opaque, jaunâtre, toute trace de vaisseaux avait disparu à sa surface. Une large bande blanche s'étendait à partir du côté interne de la région équatoriale, jusqu'à l'endroit où se trouvrait le cysticerque, en passant par la papille. Elle semblait se rapporter à des déplacements successifs de l'entozoaire et être constituée à la fois par des exsudats rétiniens et des dépôts de graisse. — De Graefe est tenté de croire ici au même rapport qui existe entre les symptômes d'iritis et les cysticerques de la chambre antérieure. Ce processus ne serait-il pas plutôt analogue à celui que détermine le parasite derrière la rétine, et la différence qu'on y observe ne tiendrait-elle pas à la difficulté plus grande qu'on éprouve dans l'étude des altérations sous-rétiniennes ? Des observations plus rigoureuses ne tarderont pas sans doute à élucider ce point d'anatomie pathologique.

Si le cysticerque occupe le corps vitré au moment où le malade se présente, le tableau varie suivant le temps écoulé depuis l'arrivée du parasite en ce milieu. Dans les premiers jours l'humeur vitrée conserve encore toute sa transparence, ou tout au plus, est-elle traversée par quelques légères fausses membranes. Le diagnostic, dans ces conditions, n'offre pas de difficulté ; on reconnaît facilement l'animalcule flottant libre-

ment dans le corps vitré, et les mouvements caractéristiques
tant de la vésicule que du corps ne sauraient laisser de doute
dans l'esprit de l'observateur. A ce moment aussi on arrive, en
général, à découvrir le point de la rétine, par lequel le cysticerque s'est frayé un passage. Cet endroit de la membrane nerveuse, d'une coloration bleu-grisâtre, traversé de stries opaques plus claires, varie dans sa forme : si l'entozoaire a pénétré
d'emblée dans l'hyaloïde, son point de départ offre l'aspect
d'une tache arrondie, tandis que cet espace peut être plus ou
moins allongé, suivant que l'animal s'est déplacé sous la rétine,
avant de la quitter. Plus tard, un décollement souvent très-
étendu de l'expansion nerveuse et des fausses membranes,
voilant le fond de l'œil, empêchent de distinguer le trajet suivi
par l'entozoaire, et souvent ce désordre même des parties profondes apporte des entraves sérieuses au diagnostic. D'après de
Graefe, cependant, l'aspect caractéristique de ces membranes
mêmes suffit souvent pour donner l'éveil et mettre sur la voie :
elles sont très-développées, fines comme des toiles d'araignée
et s'étendent souvent comme des filaments au travers de l'œil.
Pour lui, leur présence est si constante que toutes les fois qu'il
les rencontre, il soupçonne l'existence d'un de ces parasites.
Du moment qu'on a pu supposer le genre de l'affection, le plus
fréquemment on arrive à découvrir l'animalcule ; seulement on
ne parvient pas toujours à ce résultat dès le premier examen
ophthalmoscopique, soit que l'animal soit masqué par des opacités ou qu'il se trouve vers les parties équatoriales de l'œil.

En un point quelconque de l'humeur vitrée, d'ordinaire en
bas, on découvre un corps sphérique ou plus ou moins ovale,
à contours nettement délimités, transparent, d'une teinte gris-
verdâtre, offrant en un lieu de sa surface un point d'un blanc
nacré ou donnant naissance à un prolongement, cylindrique,
blanc et réfléchissant fortement la lumière. On reconnaît que
cette partie sphérique, qui n'est autre que la vésicule caudale
de l'animal, est animée de contractions ondulatoires, et le pro-

longement, constitué par le col et la tête, présente des signes manifestes d'allongement et de rétraction. Il arrive quelquefois pourtant que l'entozoaire, habitant depuis longtemps cette partie de l'œil, est entouré de fausses membranes, comme de Graefe le rapporte dans le premier cas qu'il a observé. Un élément important manque alors au diagnostic : l'animal, comme enserré dans cette espèce de kyste, n'exécute plus de mouvements, et c'est souvent à grande peine qu'on parvient à saisir sur la vésicule les contractions caractéristiques.

Diagnostic. — Les symptômes fournis, au début, par l'ophthalmoscope pourraient tout d'abord faire croire à une choroïdite exsudative circonscrite, ou bien à une choroïdo-rétinite, ou, enfin, à une tumeur commençante du fond de l'œil. La tache gris bleuâtre, provoquée par l'arrivée du cysticerque, présente effectivement beaucoup d'analogie avec une exsudation choroïdo-rétinienne. L'embarras pourtant ne saurait persister longtemps. Les affections de la rétine et de la choroïde, même très-limitées, offrent presque toujours une grande tendance à se propager, et l'on voit bientôt ces altérations envahir graduellement les parties avoisinantes. Quelquefois aussi de nouveaux foyers d'exsudation apparaissent sur d'autres points du fond de l'œil. Les troubles fonctionnels sont naturellement en rapport avec ces différentes lésions et s'accentuent à mesure qu'elles progressent. Dans le cas de cysticerque, au contraire, les altérations restent parfaitement localisées pendant toute la première période et les défauts dans la vue, qui en dépendent, sont bornés par suite aux points correspondants du champ visuel.

Quant aux tumeurs du fond de l'œil, l'idée d'un gliôme de la rétine ou bien d'un sarcôme de la choroïde peut seule venir à l'esprit. Le sarcôme s'accompagne d'un décollement de la rétine, sitôt après son début, et du reste il n'offre pas la teinte gris bleuâtre propre à la tumeur cystique. Dans le cas de gliôme commençant, on rencontre en même temps sur la rétine de nombreuses plaques blanches, de grandeur variable, dont les unes sont encore situées derrière les vaisseaux rétiniens, tandis que d'autres occupent toute l'épaisseur de la membrane, et proéminent distinctement sur son niveau. Dans le cas qui nous occupe, rien de semblable ne se produit ; la tumeur parasitaire se montre isolée sur le fond de l'œil. La couleur aussi est différente, celle du gliôme est plutôt d'un blanc jaunâtre que d'un gris verdâtre (de Graefe).

Plus tard, lorsque le cysticerque se détache nettement sur le fond de l'œil, on ne saurait le confondre avec aucune autre affection de la rétine ou de la choroïde : les caractères si tranchés qu'il présente et les mouvements propres, dont il est animé, donnent toujours au diagnostic une certitude absolue.

Quand l'entozoaire est venu se loger dans le corps vitré, on arrive encore à le reconnaître sans plus de difficultés, surtout s'il occupe un point facile à observer. Outre les symptômes que nous avons signalés plus haut, en imprimant au miroir réflecteur de légers mouvements parallactiques, on a la sensation nette du relief que fait le corps étranger, et l'on découvre le reflet hydatique de la partie vésiculaire. En employant l'ophthalmoscope binoculaire de Giraud-Teulon, comme le fit M. Sichel, ces signes deviennent encore plus manifestes : on constate sur les bords de la vésicule une décomposition spectrale de la lumière et l'on aperçoit des irisations chromatiques en tout analogues à celles qui se produisent sur les bords des lentilles convexes. Alors même qu'on ne parvînt à découvrir qu'une partie de la vésicule, ces derniers caractères suffiraient à eux seuls pour décider le diagnostic.

Pendant longtemps les fausses membranes, qui accompagnent dans le corps vitré le développement du cysticerque, permettent encore de le distinguer, grâce à leur transparence. Pour de Graefe l'aspect même de ces opacités a quelque chose de caractéristique. Elles forment, pour ainsi dire, un

système de rideaux diaphanes ou de voiles superposés traversant l'œil, et qui, sans être *interrompus* nulle part, présentent
un grand nombre de replis, figurant autant de sillons ou
de stries foncées, dont la forme varie à mesure que les mouvements de l'œil se communiquent à ces membranes.

Dans les cas d'hémorrhagie intra-oculaire, d'inflammation
des membranes profondes de l'œil ou d'affections idiopathiques
du corps vitré, ces mêmes opacités se présentent, au contraire,
sous forme de points sombres, de lambeaux déchirés, de petites
membranes ou d'autres dessins irréguliers. On observe quelquefois, il est vrai, des membranes continues et traversant les
grands diamètres de l'œil, mais elles sont alors plus opaques
et réfléchissent plus la lumière que les membranes qui se forment dans les cas de cysticerques.

Il est pourtant une circonstance dans laquelle il devient impossible d'établir sûrement le diagnostic, c'est lorsque la maladie se complique d'inflammation violente avec produits
purulents. Tout au plus pourra-t-on alors, par exclusion et par
le souvenir des phénomènes antécédents, mettre ces désordres
sur le compte du parasite ; et l'on sera même, en ce cas, souvent amené à faire l'énucléation de l'œil, croyant avoir affaire
à une tumeur maligne, ainsi qu'il est arrivé à Bowman et à
Jacobson.

Enfin, pour diminuer l'embarras du praticien dans ces conditions, nous ne saurions mieux faire que de placer sous ses
yeux le tableau suivant tracé par de Graefe :

« 1° Les troubles de la vision existent longtemps avant que
les phénomènes d'irritation se manifestent, symptôme que nous
rencontrons aussi dans le décollement de la rétine, mais que
nous n'observons pas dans l'irido-choroïdite hyperplasique
primitive.

2° On constate souvent et dès le début une interruption fixe,
nettement limitée du champ visuel sous forme d'un globe noir
qui se complique, plus tard seulement, d'un nuage plus étendu;

le contraire a lieu dans les cas ordinaires d'opacités du corps vitré et de décollement rétinien.

3° Quand il existe, au début du mal, de la métamorphopsie, c'est plutôt dans de petites parties circonscrites du champ visuel que dans une grande région, comme cela existe dans le décollement de la rétine.

4° Le cristallin reste longtemps transparent, et la cataracte ne se forme qu'après l'apparition d'iritis, tandis que dans le décollement rétinien l'iritis n'apparaît généralement qu'après la cataracte.

5° La maladie ne se présente que dans un œil, sans qu'il existe aucune circonstance qui explique un décollement rétinien monoculaire.

6° La pression intra-oculaire est d'abord variable, mais bientôt elle montre plus de tendance à diminuer qu'à augmenter; le contraire a lieu dans les cas de tumeurs (1). »

Pronostic. — La présence d'un cysticerque dans les parties profondes de l'œil entraîne toujours avec elle un pronostic fâcheux. Une iridocyclite, ordinairement purulente, en est presque toujours la conséquence, et ce grave accident survient, en général, dans l'espace de trois à quinze mois après le début des troubles visuels. On a bien vu quelquefois l'entozoaire s'enkyster, en quelque sorte, dans le corps vitré, et n'y donner lieu pendant longtemps à aucun symptôme d'irritation; les deux premiers cas observés par de Graefe en offrent deux exemples. La vision toutefois dans l'œil atteint, finit par se perdre complètement, lorsqu'on abandonne l'affection à sa marche naturelle et souvent l'autre œil se trouve fortement compromis par des accidents sympathiques, qui s'y déclarent. Bien que ces accidents tardent souvent longtemps à se manifester, ainsi que l'atteste une observation de Sæmisch, dans laquelle la marche des symptômes et l'ossification des parois du

(1) De Graefe. Loc. cit., p. 357.

kyste permettaient d'attribuer à l'affection une origine très-ancienne, remontant environ à dix ans, avant que l'énucléation eût été rendue nécessaire, l'intervention chirurgicale est grandement autorisée tant pour conserver le plus de vision possible dans l'œil malade que pour prévenir la perte de son congénère.

Traitement. — On a vainement expérimenté, pour arrêter ce mal, toutes les instillations anthelminthiques, mais jamais on n'a eu de résultat par ce moyen. Une opération seule peut donc débarrasser l'œil du parasite. Deux procédés ont été employés et tous deux sont de Graefe. Le premier consiste à faire à la sclérotique une incision assez large, vers le point occupé par l'animal; on introduit par cette incision une pince capsulaire de J. Sichel (à écartement limité) pour saisir le cysticerque et l'attirer au-dehors. Dans le second mode opératoire, de Graefe commençait d'abord par pratiquer une large iridectomie en bas et en dehors; quelques semaines plus tard il enlevait le cristallin à travers une large section (à lambeau) de la cornée, et ce n'est que six semaines après cette dernière opération, qu'au moyen d'une incision linéaire, faite à la cornée juste en face de l'animalcule, il allait ponctionner la membrane hyaloïdienne. A ce moment le corps vitré, faisant irruption dans la chambre antérieure, entraînait avec lui l'entozoaire qu'on retirait, en le saisissant avec une pince.

Ces deux méthodes ne sont pas à l'abri de toute critique. La première, par les dangers qu'elle présente, ne saurait servir que lorsque déjà la vue est complètement abolie, qu'on cherche uniquement à conjurer les accidents et que, comme meilleur résultat, on ne désire que la conservation de la forme du globe. La seconde méthode exige un laps de temps beaucoup trop long, pendant lequel l'état de l'œil peut fortement s'aggraver et diminuer les chances de réussite de l'opération. Ces inconvénients ont bientôt suggéré aux chirurgiens, qui ont l'occasion de traiter des faits semblables, des modifications à apporter dans le mode opératoire et voici comment l'un d'eux, Hirschberg s'exprime à ce sujet dans une communication qu'il fit le 3 juillet 1872 à la Société de médecine de Berlin : «Je crois que pour assurer le succès de cette opération il faut tenir compte des trois points suivants : 1° établir l'indication d'une façon exacte ; 2° exécuter l'opération avec la plus grande promptitude possible ; 3° provoquer une guérison par première intention.

« Quant au premier point, l'extraction ne me paraît pas devoir être conseillée, dans les cas où la cécité produite par le cysticerque remonte déjà à une époque éloignée, et où il est survenu, à la suite d'inflammations secondaires, un ramollisse- ment du globe. A une période aussi avancée, l'énucléation est la seule opération qui convienne, tant pour abréger la durée de la maladie, que pour faire cesser les symptômes parfois fort pénibles, et préserver l'œil sain des atteintes de l'ophthalmie symphathique. Les conditions sont tout autres pendant les pério- des initiales de la maladie. »

L'auteur expose ensuite sa méthode qui ne diffère de la se- conde de Graefe qu'en ce qu'il fait dans la même séance les trois temps dont elle se compose ; puis il ajoute : «On doit veiller pendant l'opération à ce que l'incision ait une étendue d'au moins 5^{mm} 1/2 à 6^{mm}, afin que la sortie du ver puisse s'ef- fectuer avec facilité, et autant que possible sans perte de sub- stance vitrée. On doit ensuite apporter une grande attention à l'excision de la partie de l'iris correspondant à l'incision, ainsi qu'au dégagement du cristallin. Cela fait, le malade se lève et incline fortement la tête en avant ; on fait bâiller la plaie en pressant sur sa lèvre inférieure, de cette manière on ne tarde pas à voir le cysticerque glisser vers la plaie ».

En même temps qu'il faisait cette communication, Hirschberg présentait à la société deux malades qu'il avait opérés avec succès, puisque la vision avait été conservée. Nous ne parta- geons pas sa manière de juger dans le premier cas. Sans doute

si la vue est déjà perdue, on ne la fera pas recouvrer au malade
en le débarrassant de son cysticerque, mais on peut au moins
lui épargner une grande difformité, en lui conservant son œil
avec sa forme ordinaire, résultat obtenu par M. Sichel dans le
cas que nous rapportons plus loin. Cette considération est assez
sérieuse pour faire embrasser le parti pris en cette circonstance
par ce chirurgien, vu qu'on n'a pas encore signalé d'accident
survenu consécutivement.

Obs. XI. — Cysticerque sous la rétine, par de Graefe.

Un graveur, âgé de 46 ans, bien portant, mais un peu pâle, avait
vu, il y a quelques mois, en regardant de l'œil droit par une loupe,
une tache ronde, située à gauche et un peu en haut dans le champ
visuel ; elle avait augmenté en se déplaçant, au point d'être directement en haut, et s'était étendue jusque près du centre. La force de la
vision avait simultanément diminué, au point que tout le champ visuel était recouvert d'une gaze. Aspect extérieur de l'œil normal. Le
champ visuel était libre en bas et des deux côtés ; mais à partir du
haut jusque près du centre existait une perte de la vision, qui avait
à peu près la forme d'une poire retournée, la partie amincie étant en
bas. L'examen ophthalmoscopique fit voir de fines membranes, qui
flottaient dans le corps vitré, sur toute l'étendue du fond de l'œil,
membranes dont la forme avait quelque chose d'assez caractéristique,
pour m'engager à chercher un cysticerque. En effet, dans la partie
inférieure du fond de l'œil, je vis une place à reflet bleuâtre assez
fort, qui ne pouvait être produite que par un cysticerque ou un dé-
tachement de la rétine. La forme bien tranchée, que j'aperçus dans
l'examen à l'image droite, avait déjà presque établi le diagnostic,
quand je le fis à l'image renversée. Il me fut alors possible de distinguer une vésicule, dont le diamètre était au moins trois fois celui de
la papille du nerf optique, et sur laquelle je pus voir des contractions
ondulatoires, pendant lesquelles certaines parties de la vésicule de-
venaient saillantes. La tête, de couleur blanche, était placée du côté
externe.

La rétine formait un pli qui recouvrait le cysticerque, par devant
lequel passaient quelques rameaux vasculaires assez forts. La partie
pointue du manque de vision était due à un prolongement de ce dé-
tachement de la rétine, en rapport avec la limite supérieure du cys-

ticerque. Si la perte de la vue s'étendait jusqu'en haut du champ visuel, quoique la partie de la rétine au-delà du cysticerque ne fût point détachée, c'est sans doute parce que les impressions périphériques, qui devaient traverser la partie décollée, ne pouvaient plus être perçues. La partie de la choroïde, correspondant au cysticerque, était atrophiée et présentait sur ses bords irréguliers un dépôt pathologique de pigment. On voyait aussi des places atrophiées sur quelques autres points de la choroïde, et les plus marquées d'entre elles, dans la partie externe du fond de l'œil, ce qu'on pouvait rapporter au fait indiqué par le malade, d'un déplacement observé dans la tache. Il serait sans doute difficile d'expliquer comment une place de la rétine, antérieurement soulevée, pouvait avoir repris ses fonctions ; toutefois, ces soulèvements pourraient bien différer à ce point de vue des décollements ordinaires formés par des exsudations choroïdiennes, et d'ailleurs la vue excentrique était évidemment moins distincte en dedans et en haut qu'en dehors et en haut (*Archiv. für ophthalmologie*, t. II, 1ʳᵉ partie, p. 339 et *Ann. d'ocul.*, t. XXXIX, p. 180).

Obs. XII. — Cysticerque de la rétine, par Desmarres.

Coquerel (Louis), âgé de 32 ans, forgeron à Grenelle, rue Saint-Louis, 27, d'une bonne santé, mais petit et grêle, vient me trouver à ma clinique, en novembre 1856. Le 16 de ce mois, je note les renseignements suivants : Il n'a jamais eu mal aux yeux ; il y a environ trois ans, il a reçu un coup de marteau sur l'orbite droit et a perdu beaucoup de sang. Sa vue est demeurée faible à partir de ce moment, cependant il pouvait lire aisément à grande distance ; il voyait seulement un peu moins bien que de l'autre œil. Depuis quelques mois il voyait une mouche volante, et la vue baissait dans cet œil, sans qu'il y fît grande attention, lorsqu'il y a environ six semaines, elle disparut tout à coup, au point qu'il fut dans la nécessité d'interrompre son travail. Au même moment, il mit sa main sur son œil sain, et reconnut qu'il ne pouvait plus distinguer que le jour de la nuit, mais qu'il ne voyait plus aucun objet. Depuis ce moment, il est absolument dans le même état. Le matin, il peut encore, dit-il, voir les barreaux de la fenêtre ; mais dans la journée, il ne peut pas les reconnaître. Cependant c'est là évidemment une exagération, car il compte les doigts et distingue bien le pouce des autres doigts. La pupille est mobile, l'œil en apparence parfaitement sain. Avec l'ophthalmoscope, on reconnaît l'état suivant : le corps vitré est trouble, jumenteux, rempli de filaments et de flocons flottants, puis comme des toiles d'araignées. Il contient en dehors, en haut et en dedans, de larges fausses membranes flottantes, qui forment pour la plupart des cercles mal dessinés, déchiquetés sur leurs bords, ou de petits triangles à sommets dirigés en sens inverse à l'iris. Toutes ces fausses membranes ont une teinte, qui varie du gris au noir le plus foncé; elles tremblottent dans les mouvements de l'œil, et sont plus épaisses et plus abondantes en haut et en dedans qu'en dehors. Non loin de l'ora serrata, elles ressemblent à une guipure épaisse, puis elles disparaissent tout à coup presque brusquement. En bas, il n'y en a aucune, et l'on reconnaît aisément que là où elles existent, elles ont un point d'appui auquel elles adhèrent. En dedans, derrière l'iris, il y a un espace vers l'ora serrata, où l'on en voit une plus fine, plus transparente, qui s'éclaire en blanc et s'arrête vers la moitié supérieure de l'œil. Impossible de voir la rétine ailleurs qu'en bas vers l'ora serrata et un peu en bas et en dehors. La papille du nerf optique est entièrement cachée. Si l'on fait regarder le malade un peu en bas et en dedans, on y découvre un cysticerque que l'on peut décrire ainsi : Le col est blanc-bleuâtre, évidemment agité de petits mouvements; une seule fois je l'ai vu se raccourcir et la tête se cacher presque tout entière dans le corps de la tumeur. Le corps est blanc jaune éclatant, sept ou huit fois plus grand que la papille du nerf optique.

4 décembre. Le trouble de l'humeur vitrée a encore augmenté, mais le cysticerque est toujours bien clair. La vue est la même; par moment, le malade croit voir un peu mieux que dans d'autres; je constate le même état sous ce rapport.

Le 13. Etat stationnaire; le malade compte les doigts, reconnaît le côté de la montre qu'on lui présente; il voit mieux en haut qu'en bas; il pourrait se conduire de cet œil, mais avec une certaine difficulté; il mesure mal les distances. Collyre au sublimé.

18 janvier. Le corps vitré reprend sa transparence, et, pour la première fois, je vois distinctement la papille. La vue est presque normale au dire du malade; cependant, je constate qu'il peut seulement se conduire, mais que les petits objets ne peuvent être aperçus.

10 février. La vue qui s'était améliorée, est redevenue mauvaise; le corps vitré est encore rempli d'exsudations; impossible d'éclairer la papille. Le malade continue de venir de temps en temps; et, jusqu'à ce jour, 12 novembre 1857, il offre l'exemple d'améliorations suivies de rechutes marquées, sans que le cysticerque change de place

ou d'aspect. Il est probable qu'il finira par perdre entièrement la vue (Desmarres, *Traité des maladies des yeux*, 2ª édit., t. III, p. 756'.

Obs. XIII. — Cysticerque du corps vitré, par Liebreich.

Un apprenti menuisier, âgé de 23 ans, se présente à la clinique du docteur Von Graefe pour s'y faire opérer d'un strabisme convergent. L'œil gauche strabique, qu'il prétendait avoir toujours été faible, présentait une pupille normale, mais réagissant un peu lentement, et un iris d'un jaune verdâtre uniforme, d'une structure normale, mais fort différent en couleur de l'autre iris (heterophthamus congenitus). Le malade pouvait déchiffrer de cet œil des lettres isolées du plus grand caractère de Jaeger. L'ophthalmoscope fit voir au centre de la pupille une opacité arrondie, circonscrite, qui paraissait, à un simple éclairage de l'œil, être une cataracte polaire postérieure. Un peu en arrière d'elle était un petit corps bleuâtre, qui, adhérent en bas à une petite vésicule parfaitement ronde, paraissait nager en haut et en bas dans le corps vitré, dans les mouvements de l'œil. L'examen par l'image renversée montra la forme et la position de ces parties sous un tout autre jour. L'opacité vue en premier lieu se présentait comme une figure brillante et blanche, de forme ovale, obliquement placée. Derrière et au-dessus d'elle s'étendait, presque à travers tout le corps vitré, une vessie allongée, d'un gris bleuâtre, dont la partie antérieure, pyriforme, se présentait comme tête, le rétrécissement suivant, comme cou, et la partie plus foncée, nettement délimitée et ovale, comme la partie vésiculaire d'un cysticerque. Une fine membrane enveloppait tout l'animal et se prolongeait en arrière sous la forme d'un mince tuyau transparent, jusqu'au fond de l'œil, sur lequel on voyait des dépôts irréguliers de pigment, une forte décoloration de la papille et l'absence des vaisseaux de la rétine dans sa partie interne et supérieure (à l'image renversée).

Les mouvements vus par l'image droite n'étaient qu'apparents, étant occasionnés par la différence de parallaxe des parties de l'animal, situées les unes derrière les autres. Le docteur Von Graefe parvint enfin à découvrir de petits mouvements à l'extrémité caudale de la vessie, mais jamais de mouvements de rentrée et de sortie de la tête, ce qui était probablement dû à la membrane qui l'enfermait assez étroitement et était évidemment tendue entre le cristallin et le fond de l'œil. Un plissement, qui se montrait lors de certaines directions du miroir seulement, divergeait à partir de la tête du cysticerque. L'enveloppement de la tête dans ces membranes empêchait de voir les suçoirs caractéristiques de cet animal, ce qui toutefois n'empêchait pas le diagnostic. L'opacité premièrement mentionnée était-elle due peut-être à un cysticerque calcifié et aplati derrière la cristalloïde postérieure? L'examen au moyen d'un microscope à un grossissement de 90 fois ne put même nous permettre de reconnaître la nature de cette opacité antérieure.

On ne put avoir aucune donnée sur le moment où ce cysticerque s'était développé.

Pendant une observation de neuf mois rien ne changea dans la forme, la grandeur et la position de ce corps. A la suite d'un traitement destiné à un ténia, dont le malade souffrait, celui-ci rendit en effet plusieurs morceaux de ver. Sur aucun point de la peau on ne pouvait sentir de cysticerque. (*Archiv. für ophthalmologie*, t. I, 2e partie, p. 343, et *Ann. d'ocul.*, t. XXXVI, p. 256.)

Obs. XIV. — Cysticerque du corps vitré, par A. Sichel (1).

Léocadie L..., âgée de 38 ans, domiciliée à Bastide-Clérence (Basses-Pyrénées), fut prise subitement, le 12 avril 1871, d'un malaise général, s'accompagnant de sueurs froides et de tremblement dans tous les membres, qui l'obligèrent à se mettre au lit. Le lendemain, son état s'était légèrement amélioré, mais elle ressentait encore, principalement du côté gauche, un violent mal de tête et une douleur oculaire semblable à celle que lui aurait fait éprouver un coup de bâton sur l'œil gauche. Cet état dura une quinzaine de jours, pendant lesquels se manifestèrent des symptômes de dysménorrhée, qui n'ont pas disparu depuis.

En même temps la vue diminua peu à peu dans l'œil gauche, dans lequel se montrèrent aussi des photopsies et des mouches volantes. La paupière correspondante devint lourde au point de ne pouvoir plus être soulevée, le médecin consulté alors conseilla des sinapismes aux bras et à la nuque, et des compresses froides sur

(1) Cette observation, qui a fait l'objet d'une communication de M. Giraud-Teulon, à la Société de chirurgie, a été publiée avec tous les détails, par M. Sichel, dans la *Gazette hebdomadaire*, 11 janvier 1872, n° 2. Nous devons à M. Sichel les deux figures qui accompagnent le texte, et nous nous faisons un devoir de remercier ici notre maître de toute sa bienveillance pour nous.

l'œil. Ces moyens parurent diminuer la douleur hémicrânienne, mais furent sans influence aucune sur les troubles oculaires.

Son état s'empirant toujours, elle consulta un spécialiste, à Bordeaux. Traitement antiphlogistique et prolongé, mais sans résultat ; bien au contraire, le mal s'aggravant de jour en jour, la malade se présenta, enfin, le 13 novembre, à la clinique de M. Sichel.

La vue de l'œil gauche est complètement abolie ; l'iris n'exécute aucun mouvement spontané sous l'influence de la lumière. Les contractions sympathiques de la pupille sont lentes et paresseuses.

L'ophthalmoscope révèle ce qui suit : le cristallin est transparent ; l'éclat rouge du fond de l'œil est considérablement voilé, et, à l'image droite, on aperçoit nettement, dans la partie inféro-interne le flottement d'une membrâne grisâtre, parcourue par quelques vaisseaux foncés et tortueux. Tout le corps vitré est trouble, de sorte qu'il est impossible d'apercevoir les détails du fond de l'œil, et que c'est à peine si l'on entrevoit la papille. Dans la partie inférieure du corps vitré, on voit un amas d'opacités filamenteuses et membraneuses, très-peu mobiles dans l'organe. En arrière de ces opacités, la rétine soulevée ne peut flotter à l'aise, comme dans les autres parties du décollement. La pupille ayant été dilatée par l'atropine, M. Sichel procède à l'examen par l'image renversée, qui confirme les lésions déjà indiquées, mais n'en révèle aucune autre.

On écrit donc sur le journal de la clinique : « Ancien décollement de la rétine ; nombreuses opacités du corps vitré ; cause déterminante inconnue. » On recommande à la malade de revenir le samedi suivant.

Sur ces entrefaites elle fut atteinte d'une ophthalmie interne très-intense et se présenta à la clinique avec tous les signes d'une violente irido-choroïdite. L'idée d'un sarcôme de la choroïde, ayant provoqué des symptômes glaucomateux, vient à M. Sichel, mais quel n'est pas son étonnement en palpant le globe oculaire d'en trouver la tension, même inférieure à la normale. Aussitôt lui vint la pensée que ces phénomènes pouvaient être dus à un cysticerque intra-oculaire. Instillations d'atropine, liniment belladoné, badigeonnages avec la teinture d'iode morphinée, frictions sur différentes parties du corps avec l'onguent napolitain (cure d'inonctions).

La malade se représente le 29 novembre... Ce ne fut pas sans satisfaction, dit le professeur, que je constatai ce qui suit : la pupille était ronde, noire et dilatée *ad maximum* ; l'injection conjonctivale avait complètement disparu, l'écoulement des larmes avait cessé,

plus de photophobie, aucune douleur. A la palpation, l'œil montrait
sa tension normale. L'éclairage oblique faisait voir sur la cristalloïde
antérieure sept ou huit petits agrégats pigmentaires, disposés sur une
ligne brunâtre circulaire, marquant l'emplacement qu'occupait la
pupille pendant la période aiguë d'irido-choroïdite. Je procédai alors
à un nouvel examen ophthalmoscopique à l'aide du miroir simple,
sans lentille biconvexe ; je fis donc diriger le regard de la malade
directement vers moi. Je constatai l'éclat gris du fond de l'œil précédemment décrit et le flottement lointain et nuageux du décollement
de la rétine ; puis je fis regarder la malade en bas, tenant toujours le
miroir de la main droite pendant qu'à l'aide du pouce de la main
gauche je relevais la paupière supérieure. Au moment où l'œil arri-
vait au bas de sa course et où il s'arrêtait dans sa rotation, je vis passer au côté interne de la pupille un petit corps blanc, allongé, opa-
lescent, réfléchissant fortement la lumière et mesurant environ
3 millim. de long sur 1 1/2 de large. Ce corps blanc était visiblement
terminé par un petit renflement d'environ 1 millim. de diamètre. Je
supposai immédiatement que ce devait être le col et la tête d'un cysticerque, dont la vésicule m'était cachée par l'iris. Voulant à toute
force voir l'animal en entier, je fis exécuter de nouveau à la malade
les mouvements suivants du globe oculaire : 1° directement en haut,
position dans laquelle je ne pus rien voir ; 2o directement vers moi,

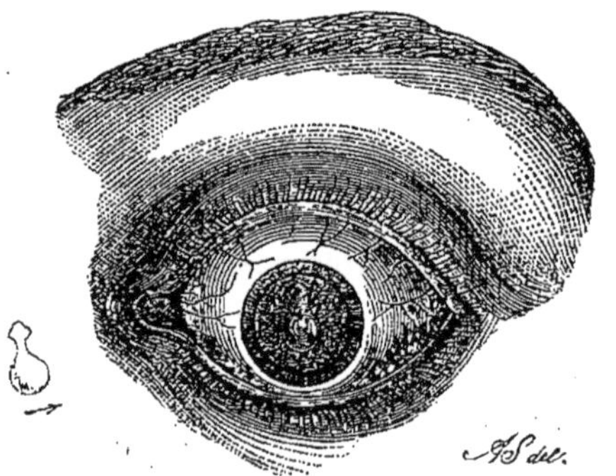

même résultat négatif ; directement en bas. Au moment où l'œil arri-
vait au terme de son mouvement, l'animal m'apparut de nouveau,
cette fois en entier, et je pus voir la tête, le col et la vésicule aussi
distinctement que cela est représenté dans l'iconographie ophthalmologique de mon père (pl. LXXII, fig. 6). La tête était directement en

haut, le col et le corps allongés, la vésicule en bas. Pendant que je l'observais, l'animal exécutait des mouvements légers de flexion du cou, en même temps qu'il descendait dans le champ pupillaire, absolument comme un ludion renversé.

M. Sichel fit alors constater la présence de l'animal à M. Gros, son chef de clinique, et recommença ce jour-là et les jours suivants l'examen; il put remarquer que le cysticerque changeait de position et de place, qu'il se cachait quelquefois derrière une fausse membrane située à la partie inférieure du corps vitré.

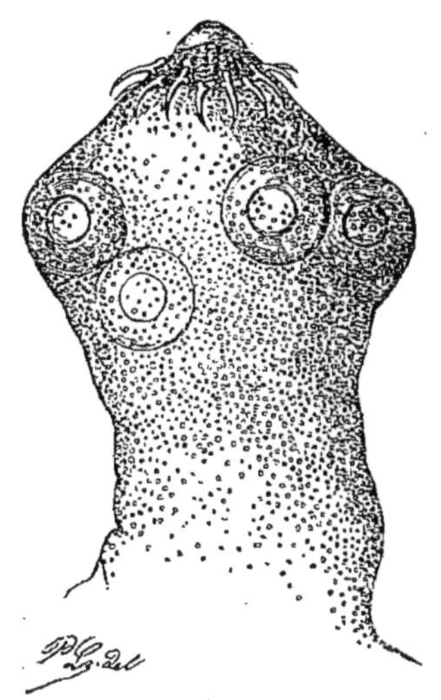

Je fis appel, continue l'auteur, à l'excellent instrument de mon savant confrère Giraud-Teulon. Il me fut possible, dès lors, d'apercevoir dans le corps vitré, à peu près à égale distance du pôle postérieur du cristallin et du décollement rétinien, un corps globuleux, dont le centre laissait passer la lumière, mais dont les bords donnaient lieu à une décomposition spectrale des rayons lumineux, ce qui attestait d'une façon certaine qu'ils traversaient là un milieu réfringent d'un indice de réfraction sensiblement différent de celui du corps vitré. On apercevait là les irisations chromatiques en tout analogues à celles qui se produisent sur les bords des lentilles biconvexes, les rayons rouges en dehors, les bleus en dedans. De plus l'ophthalmoscope binoculaire donnait la sensation nette et précise du relief de l'objet examiné et montrait clairement sa forme sphérique.

En outre, on voyait, dans un point de ce corps globuleux, un second petit corps d'apparence sphérique (le cou et la tête étaient rentrés).

La malade continuant à se plaindre de douleurs presque intolérables, l'opération fut résolue, proposée et acceptée.

Le 12 décembre, après avoir discuté le mode opératoire en présence de MM. les docteurs Giraud-Teulon, de Wecker, Ed. Meyer, Bouchez et de plusieurs élèves, M. Sichel se décida à procéder par une incision scléroticale faite vers le point qu'occupait le parasite. L'opération fut un peu laborieuse, mais le chirurgien parvint pourtant à extraire l'animal en vie. Les suites en furent heureuses ; les douleurs disparurent, le globe marcha vers la phthisie lente, mais régulièrement progressive.

Index bibliographique. — *Cysticerque de la rétine.* — Archiv für ophthalmologie, t. xxxii, p. 258 et t. xxxiii, p. 132 (1855), par de Graefe. — Traité des maladies des yeux, Desmarres, 2ᵉ édit., t. iii, p. 756. — Archiv für ophthalmologie, t. xxxvi, p. 113, par de Graefe. — Ann. Ocul., t. xxxv, p. 267, par Jaeger jeune. — Archiv für ophth., t. ii, 1ʳᵉ partie (1858), par Graefe. — Id., t. iii, 2ᵉ partie, p. 308 ; t. v, 1ʳᵉ partie, p. 183, par Nagel. — Ann. ocul., t. xlviii, p. 265, par Galezowski. — Archiv für ophth., t. vii, 2ᵉ partie, p. 48, par de Graefe. — Id., t. xi, 2ᵉ partie, p. 147, par Jacobson. — Société phys. méd. de Moscou (1871), par Logestschinnoff. — Archiv für Augen und ohrenheilkünde, t. ii, Abt. 1, par Hirschberg.

Cysticerque du corps vitré. — Archiv für ophth.. t. i, 2ᵉ partie, p. 343, par Liebreich. — The Cincinnati Lancet et Observer, n° 5, par Williams. — Archiv für ophth., t. iii, 2ᵉ partie, p. 308. — Id., t. iv, 2ᵉ partie, p. 171, par de Graefe. — Ibid., t. iv, 2ᵉ partie, p. 99, par Busch. — Ophthalmic Hospital Reports, n° iv, p. 324, par Soelberg-Wells. — Ann. Ocul., t. lviii, p. 72, par Jacobson. — Klinische Monatsblätter für Augenheilkünde, p. 170, par Sæmisch. — Giornale d'oftalmologia italiano (1870), par Marini. — Gazette hebdomadaire, 11 janvier 1872, n°2, par A. Sichel. — Ann. Ocul., t. lviii, p. 141 ; Comm. à la Société de médecine de Berlin, par Hirschberg.

CHAPITRE II.

DES KYSTES HYDATIQUES DE L'ORBITE.

Echinocoque et Cysticerque.

Deux espèces de kystes hydatiques ont été observées dans le tissu cellulaire de l'orbite, ce sont le cysticerque et l'échinocoque. Les caractères identiques sous lesquels se présentent les tumeurs formées par ces deux vers ne permettent pas une description séparée pour chacune d'elles. La seule différence qu'on puisse noter dépend du volume qu'elles sont susceptibles d'atteindre ; rarement le cysticerque dépasse les dimensions d'une fève, tandis que l'échinocoque peut, on le sait, acquérir des proportions bien plus considérables. Mais, avant d'entreprendre le tableau des symptômes offerts par ces tumeurs, nous devons consacrer quelques lignes à l'histoire naturelle de l'échinocoque en général.

De l'échinocoque. — L'existence dans l'échinocoque d'un rostre et d'une double couronne de crochets, de quatre ventouses et des corpuscules calcaires place avec certitude cet animal dans l'ordre des cestoïdes et dans la tribu des téniadés. Considéré en lui-même, c'est-à-dire, abstraction faite de l'hydatide, il représente un ver cystique, un *cysticerque*, dont le corps ne serait pas développé (cysticerque réduit à la tête et à la vésicule caudale) (1).

Il est bien établi aujourd'hui que l'échinocoque est la larve, le scolex d'un tænia, appelé *tænia echinococcus*, qui habite l'intestin de notre chien domestique. La différence principale, qui existe entre le tænia solium, dont le cysticerque ladrique est le scolex, et le tænia échinococcus, consiste en ce que l'embryon exacanthe donne ici naissance, très-clairement, à un grand nombre de scolex, tandis que le cysticercus cellulosæ vit solitaire et n'est pas fertile.

(1) Davaine. Traité des Entozoaires, p. 4.

Lemoine.   6

On trouve parfois chez l'homme et quelques mammifères dans diverses parties de l'organisme (foie, poumons, cerveau, etc.) des vésicules hyalines, composées d'une enveloppe anhyste, blanchâtre, renfermant un liquide citrin ou opalin. On leur a donné le nom d'*hydatide*. A l'état normal la tunique est doublée d'une seconde membrane, d'aspect granuleux, désignée par M. Robin, auquel on en doit la découverte, sous le nom de *membrane fertile*. Presque toujours le tout est entouré d'une enveloppe plus ou moins résistante, appelée *kyste adventif*. La grosseur de la vésicule varie du volume d'un pois à celui d'une orange et même davantage. Quand rien ne vient en entraver le développement, sur la face interne de la membrane fertile on voit apparaître, çà et là, de petites élévations résultant d'un épaississement de cette couche ; elles deviennent de plus en plus saillantes dans l'intérieur de la cavité. Plus tard apparaissent dans un enfoncement, creusé au sommet de cette élévation, quatre ventouses et une couronne de crochets, et, par un retournement, qui rappelle la manière dont sort la tête invaginée du cysticerque, ces parties se développent en formant une véritable tête de tænia. En même temps que s'opère cette évolution, on voit le point, par lequel le tubercule tient à la membrane, s'étrangler insensiblement, jusqu'à ce qu'enfin le funicule se coupe définitivement pour laisser le petit être flotter librement dans la cavité. Ce sont ces corpuscules à tête de tænia, qu'on rencontre souvent en grand nombre dans les vésicules hydatiques, qu'on appelle *échinocoques*.

Mais on trouve aussi d'autres vésicules, qui, au lieu d'être formées comme l'hydatide d'une paroi simple, sont composées d'une série de membranes en nombre souvent considérable. Laënnec, qui les observa chez le bœuf et le mouton (1804), mais sans pouvoir les retrouver chez l'homme, créa à ce propos son genre d'*acéphalocyste*. L'acéphalocyste peut quelquefois pourtant être l'origine d'hydatides fertiles : on voit souvent, en effet, une vésicule mère renfermant en elle un grand nombre d'au-

tres vésicules, dans lesquelles sont des échinocoques. La déno-
mination donnée par Laënnec a été conservée depuis, et
souvent elle a été cause d'une grande confusion ; on s'est
servi indifféremment des mots *acéphalocyste* et *hydatide* pour
désigner des produits morbides souvent très-différents, quant
à leur origine et à leur structure.

Les travaux de M. Davaine (1856) ont enfin fixé cette question controversée jusqu'à lui, et, pour ce naturaliste, dans le
ænia echinococcus l'embryon peut par l'acéphalocyste se mul-
tiplier une première fois en donnant les hydatides fertiles, qui
elle-mêmes produisent en grand nombre les échinocoques
desquels dérive l'animal adulte.

Quant à l'origine des hydatides chez l'homme, les recherches
de van Siebold, de Leuckart, de Krabbe, etc., permettent de les
rattacher à l'existence du tænia echinococcus chez le chien.
Les œufs de ce tænia, que les hasards de la dissémination amènent dans le tube digestif de l'homme, y éclosent, et leurs embryons exacanthes se portent ensuite dans les organes où ils
constituent les kystes hydatiques. Les chiens, de leur côté, prennent leur tænia chez différents mammifères, bœufs et moutons,
où le ver existe à l'état d'échinocoque.

Symptômes. — Les signes fournis par des hydatides, déve-
loppées dans l'orbite, varient suivant le point qu'elles occupent,
et la date plus ou moins éloignée de leur apparition. Dans
toutes les observations publiées, le début de l'affection remontait déjà assez loin, lors du premier examen, et à chaque fois
les chirurgiens qui ont observé ces cas ont cru avoir affaire à
des kystes séreux simples. Cette erreur se comprend sans peine
par la rareté relativement bien plus considérable des kystes
vésiculaires et la similitude des symptômes dans les deux espèces de tumeurs.

Le développement des hydatides dans l'orbite n'est, en général, accompagné d'aucun phénomène particulier au commence-

ment. Un léger degré d'exorbitisme ou une petite tumeur, refoulant l'une ou l'autre des paupières, attire tout d'abord l'attention du malade. Quoi qu'il en soit, bientôt se montrent des symptômes subjectifs : une espèce de tension, une douleur sourde et profonde se fait sentir au fond de la cavité orbitaire.

Le mal continuant à faire des progrès, la tumeur s'accompagne de signes de plus en plus prononcés ; si le kyste siége derrière le globe de l'œil, en se développant, il repoussera devant lui cet organe, qu'il finit par déloger complètement de sa place naturelle ; s'il prend naissance dans un point plus rapproché de la base de l'orbite, il déterminera un certain degré de strabisme en refoulant l'œil d'un côté ou de l'autre.

En même temps que ces phénomènes mécaniques, surviennent différents troubles visuels (amblyopie, diplopie) dus au tiraillement et à la compression du nerf optique : le malade éprouve des sensations de flammes, de lueurs ; il voit les objets plus ou moins déformés. Ces désordres dans la vision, variables au début suivant les cas, vont en augmentant et finissent presque toujours par aboutir à une amaurose complète de l'œil affecté. Si jusqu'à présent les douleurs avaient été peu accentuées, elles prennent à ce moment un caractère plus violent ; le sentiment vague de pression et de tension profonde, éprouvé primitivement, devient de plus en plus fort et intolérable, et il s'étend quelquefois à toute la moitié correspondante de la tête, ou bien à la narine ou à la tempe, suivant la position de la tumeur. Ces souffrances peuvent dans quelques cas atteindre une telle intensité, qu'elles privent le malade de sommeil et amènent chez lui un degré d'émaciation considérable, comme dans le fait rapporté par Lawrence.

Pour arriver à produire pourtant des désordres aussi graves, il faut, en général, que cette affection, d'une marche essentiellement lente et graduelle, date d'une époque assez éloignée. Dans le cas de Lawrence, le début en remontait déjà à sept ans, et dans ceux publiés par Bowman, Delpech, Goyrand et Garcia

Roméral où l'on note aussi de vives souffrances ainsi que la perte de la vue, le parasite s'était montré, depuis trois ans dans le fait de Bowman, depuis deux ans dans les deux observations des chirurgiens français et seulement depuis dix mois dans le cas recueilli à Madrid. De Graefe, il est vrai, ne mentionne pas le symptôme douleur dans le fait qu'il a observé, et J. Ansiaux rapporte que dans les derniers temps seulement son malade commença à ressentir des élancements dans la tumeur et les symptômes du phlegmon, mais dans ces deux cas l'opération fut pratiquée assez près du début de l'affection. Chez le malade d'Ansiaux la tumeur n'existait que depuis neuf à dix mois, et dans le fait de Graefe elle ne s'était montrée que depuis deux mois seulement, avant qu'on en fît l'extirpation.

Bien que dans la plupart des cas la vue fût complètement abolie, l'œil en lui-même paraissait parfaitement sain ; les humeurs avaient conservé leur transparence, et la pupille, généralement dilatée, présentait souvent encore quelques légères contractions. Les membranes externes ont offert les altérations communes à toutes les tumeurs de l'orbite : renversement des paupières, inflammation chronique de la conjonctive, due à l'exposition permanente à l'air, épiphora, résultant de la compression du sac lacrymal par le kyste.

Quant aux caractères de la tumeur elle-même, elle s'est constamment montrée indolente, même à la pression, et sans connexion aucune avec le globe de l'œil. Régulièrement arrondie, à surface lisse ou légèrement bosselée (Ansiaux), dure, rénitente, élastique, elle a toujours offert une sensation *obscure* de fluctuation ; une seule fois on l'a rencontrée manifestement fluctuante (Garcia Roméral.) En général libre de toute adhérence à l'orbite, elle a présenté quelquefois une certaine mobilité et semblait se déplacer légèrement quand on la comprimait latéralement (Goyrand, Garcia Roméral, Ansiaux) ; d'autres fois, au contraire, elle a paru adhérer au périoste ou à l'os (Graefe,

Lawrence). Dans tous les cas on sentait distinctement qu'elle s'étendait vers le fond de la cavité orbitaire.

Diagnostic. — Comme nous l'avons vu au commencement de cette description, il est toujours difficile, sinon impossible, de distinguer l'affection qui nous occupe du kyste séreux simple. Ces deux tumeurs n'offrent, en effet, aucun caractère tranché sur lequel on puisse baser un diagnostic différentiel. Tout au plus serait-on tenté de soupçonner l'existence d'un entozoaire à l'élasticité plus grande et à la fluctuation moins manifeste dans ce cas, dues sans doute à l'enveloppe adventice souvent très-résistante du kyste parasitaire. Les difficultés seront moindres quand la tumeur séreuse simple sera transparente, comme dans les observations rapportées par Samson et Carron du Villards.

Le manque de phénomènes généraux et de cause occasionnelle suffira toujours pour faire rejeter l'idée d'une tumeur inflammatoire, et de leur côté les tumeurs osseuses et sanguines se distingueront facilement aussi par l'absence des signes sensibles qui les caractérisent.

Quand l'affection existe déjà depuis quelque temps et qu'elle a amené des désordres assez prononcés, comme dans la plupart des observations que nous avons analysées, la pensée d'une tumeur maligne ne saurait arrêter le chirurgien. Arrivées à ce degré de développement, outre les douleurs intenses dont elles seraient elles-mêmes le siége, les productions de cette nature auraient déjà envahi les parties voisines et profondément altéré les milieux de l'œil. Il est pourtant une circonstance dans laquelle l'embarras est insurmontable, c'est lorsque la tumeur, siégeant en arrière du globe, ne proémine pas assez pour pouvoir être explorée par le toucher. Alors, comme dans tous les cas où le doute existe, il reste un moyen pour éclairer le diagnostic, c'est la ponction exploratrice, qui permettra de faire reconnaître si l'on a devant soi une tumeur solide ou liquide.

Cependant, même par cet expédient, on n'est pas à l'abri de toute erreur ; la ponction peut donner issue à un fluide aqueux qui fait croire immédiatement à l'existence d'un kyste séreux simple, bien que souvent des hydatides soient contenues dans la tumeur. Pareille méprise est arrivée à Weldon, Bowmann et Lawrence. Dans les faits rapportés par ces chirurgiens, ce n'est que plusieurs jours après la ponction et lorsque déjà la suppuration était établie, que les entozoaires se sont présentés à l'ouverture du kyste et en ont fait reconnaître la véritable nature.

Pronostic. — Le pronostic des kystes hydatiques de l'orbite dépend de leur date plus ou moins reculée et des troubles qu'ils ont déjà apportés dans les fonctions de l'œil. Traités dans les premiers temps de leur apparition, ils guérissent facilement sans laisser de traces regrettables à leur suite, au lieu que si l'on en diffère trop longtemps l'opération, il peuvent déterminer dans le nerf optique des altérations irrémédiables et laisser après eux une cécité plus ou moins prononcée. On conçoit d'après cela l'urgence d'opérer au plus tôt ces tumeurs pour parer aux graves inconvénients qui peuvent en résulter à la longue.

Traitement. — Le traitement chirurgical est le seul sur lequel on puisse compter. Deux indications sont à remplir : 1° vider le kyste ; 2° en oblitérer la cavité en déterminant l'adhérence de ses parois.

Si la ponction, faite avec le trocart dans la partie la plus saillante de la tumeur, n'a pas suffi pour remplir la première indication, il faut agrandir l'ouverture au moyen d'une incision et attirer au dehors le kyste parasitaire. Mais dans cette manœuvre, si l'on pratique l'incision à travers la paupière, il faut se rappeler la direction des fibres de l'orbiculaire et diriger l'instrument dans le sens de ses fibres.

Pour la seconde indication, différents moyens ont été employés par les auteurs. Delpech introduisit de l'agaric au fond du kyste, Garcia Roméral le remplit de charpie, Lawrence se contenta d'y faire des injections d'eau. Ce chirurgien critique la conduite de Delpech : l'introduction de l'agaric dans la cavité doit, selon lui, favoriser le développement d'une grave inflammation. Ce qui s'est passé chez la malade de Roméral (érysipèle, délire) justifie les remarques du chirurgien anglais : des accidents sérieux se seraient peut-être aussi développés chez l'opéré de Montpellier, sans la saignée et les sages précautions instituées par le chirurgien français dès l'apparition des premiers symptômes inquiétants. J. Ansiaux, arrivant après et connaissant la conduite tenue précédemment, se contenta de prescrire des applications d'eau froide pendant deux jours sur l'œil malade et d'introduire tous les jours un stylet dans la cavité du kyste, dans l'intention de provoquer l'inflammation adhésive de ses parois. Chélius (*Traité des maladies des yeux*, t. I, p. 243) va plus loin, il conseille de laisser la plaie se cicatriser d'elle-même. Provoquer une vive inflammation du tissu cellulaire de l'orbite est ici chose inutile et dangereuse ; et, après ce que nous avons vu de la manière d'être de cette inflammation, nous nous abstiendrions certainement de mettre en usage aucun moyen susceptible de la faire naître. Tenir la plaie béante durant quelques jours à l'aide d'une petite mèche de charpie ; des injections avec de l'eau ou une solution faiblement astringente, si la cavité ne se fermait pas bientôt, tels sont les moyens que nous nous bornerions à mettre en usage.

Obs. XV. — Exophthalmie produite par le développement d'une acéphalocyste solitaire de l'orbite, par Goyrand (d'Aix).

Il s'agit d'un enfant de 11 ans, chez lequel l'œil gauche, repoussé en avant vers le nez, était tout hors de l'orbite, immobile, son axe dirigé au dehors. Les paupières distendues ne recouvraient l'œil qu'en partie, et leurs bords libres, renversés en dedans, tournaient leurs

cils contre cet organe. Il y avait de plus injection très-prononcée de
la conjonctive, opacité commençante de la cornée et affaiblissement de
la faculté visuelle. Les douleurs paraissent le résultat de la distension
et de la compression des parties. Le début de l'ophthalmie remontait à deux ans. L'œil avait son volume normal, la tumeur, qui
l'avait déplacé, faisait saillie au côté externe de la base de l'orbite,
dont elle était bien distincte ; dure, rénitente, elle donnait à la pression une sensation obscure de fluctation ; il s'agissait donc d'une
tumeur liquide. Quant à la nature intime, Goyrand pensa qu'il
avait affaire à un kyste séreux et purulent : « Le 10 juin, après avoir
fait connaître mon opinion à mes confrères, en y mettant toutefois
une certaine réserve, je procédai de la manière suivante à l'opération : j'incisai la commissure externe des paupières, jusqu'à la tempe,
et je fis écarter les bords de l'incision avec des crochets mousses.
Comme je cherchais à inciser la conjonctive qui recouvrait la tumeur,
par suite d'un mouvement que fit le malade, le bistouri perça le
kyste ; il en jaillit un liquide d'une limpidité parfaite. La tumeur
se flétrit et s'affaissa. Avec une pince à crochets, je saisis alors le kyste
et la conjonctive qui le recouvrait et j'en excisai un lambeau avec
des ciseaux courbes. Le kyste fut ainsi largement ouvert : j'y plon-
geai le doigt, qui pénétra facilement jusqu'au fond de l'orbite, puis,
y ayant distingué un corps blanc, opalin, membraniforme, ridé, je
le retirai avec la pince : c'était une hydatide solitaire, qui, distendue,
avait dû avoir le volume d'une grosse noix. L'hydatide extraite, l'œil
est rentré de lui-même dans l'orbite, conservant sa direction oblique
en dehors, et s'est enfoncé plus profondément que son congénère.
L'incision de la conjonctive fut réunie par trois points de suture, et
l'œil recouvert de compresses imbibées d'eau froide. »

Pendant deux jours le gonflement des paupières devint considérable. Le 12, Goyrand retira les épingles : l'écoulement purulent
est abondant, les parties se détuméfient. Le 17, l'œil, qui était rede-
venu très-saillant par le fait de l'inflammation, a repris sa place dans
l'orbite ; son axe est toujours dévié en dehors. « Le malade quitte
Aix le 1er juillet ; quand il vient me revoir, dit Goyrand, il n'existe
plus trace d'exorbitisme ni d'entropion. Le strabisme divergent est
moins prononcé ; l'œil peut se diriger en avant, mais ne peut encore
se tourner vers le nez ; il n'existe plus d'injection à la conjonctive,
la cornée s'éclaircit ; la vue s'est déjà notablement améliorée. (*Ann.
d'ocul.*, t. XVI, p. 104).

Obs. XVI. — Cysticerque de l'orbite, par de Graefe.

Charlotte E..., âgée de 10 ans, vient nous consulter en janvier 1863 pour une petite tuméfaction qui se montre depuis quelques semaines sous la paupière inférieure de l'œil droit. Je constatai vers le centre de la paupière une petite tumeur arrondie, de quelques lignes de diamètre, peu proéminente, recouverte par l'orbiculaire et adhérente, à ce qu'il me paraissait, au périoste du bord inférieur de l'orbite. La palpation n'était pas douloureuse, la surface de la tumeur tendue, et je croyais sentir un peu de fluctuation, en sorte que j'inclinais à supposer l'existence d'un kyste. Pendant une observation de six semaines (on faisait des badigeonnages à la teinture d'iode), la tumeur s'accroît continuellement, en sorte qu'au commencement de mars, la surface hémisphérique mesurait 14 millim. et soulevait visiblement la paupière inférieure. La tumeur paraissait s'amincir en arrière sous forme d'un cône, dont le sommet aurait un peu dépassé l'équateur du globe oculaire. Elle repoussait considérablement le globe en haut, et, en empêchant la mobilité normale en bas, produisait une diplopie dans cette direction. Il n'existait pas d'exophthalmos, circonstance qui prouve que la tumeur ne s'étendait pas en arrière. Cette tumeur présentait maintenant au doigt une forte résistance, assez uniforme sur toute sa surface, sauf au centre de la face antérieure, où la fluctuation était manifeste. A cet endroit la peau était devenue, pendant ces derniers jours, rouge et douloureuse au toucher. La face antérieure et supérieure de la tumeur me paraissait adhérer intimement au cul-de-sac de la conjonctive, à travers laquelle on apercevait une coloration jaune rougeâtre, lorsqu'on écartait la paupière inférieure. La face inférieure de la tumeur paraissait toucher directement, ou même adhérer au périoste.

J'étais hors d'état de préciser le diagnostic; seulement les symptômes développés pendant les derniers jours me faisaient présumer une suppuration partielle dans la partie antérieure de la tumeur. L'accroissement continuel indiquait la nécessité d'une opération qui fut pratiquée, en effet, le 2 mars. Je fis une large incision transversale à travers la paupière inférieure et le muscle orbiculaire au niveau de la tumeur, que je disséquai soigneusement jusqu'à son extrémité postérieure. Mon aide, attirant fortement la tumeur en avant, sa paroi antérieure, très-mince déjà, se rompit en un endroit circonscrit et livra issue à quelques gouttes de pus liquide et à un petit corpuscule membraneux blanchâtre, que je fis immédiatement examiner au microscope. La conjonctive fut légèrement perforée, puisque la surface de la tumeur adhérait intimement à la muqueuse amincie par la distension. On eut quelque peine à séparer la face inférieure de la tumeur du périoste, d'ailleurs sain, auquel elle était fortement adhérente.

La tumeur extirpée mesurait d'avant en arrière 22 millimètres; elle avait à sa grande extrémité antérieure une hauteur de 13 millimètres et une largeur de 15. Elle était composée d'un tissu fibroïde très-dense et uniforme (Recklinghausen), et présentait, près de sa paroi antérieure très-mince (rompue), une petite cavité sphérique d'un diamètre de 6 millim., qui avait renfermé le pus et le corpuscule membraneux. Ce dernier n'était autre qu'un entozoaire ratatiné, avec quelques dépôts de pus à sa surface; la tête et le cou de l'animal étaient bien conservés et avaient tous les caractères spécifiques du *cysticercus cellulosæ*. La face interne de la cavité présentant, en outre, un foyer hémorrhagique assez étendu, était revêtue d'une membrane pyogénique verdâtre. L'enfant guérit parfaitement, et le globe oculaire reprit sa position, ainsi que sa mobilité normales.

Index bibliographique des kystes hydatiques de l'orbite. — Cases and observations on Surgery, 1806, p. 104, par Weldon. — Mackenzie, loc. cit., t. II, p. 860, par Lawrence. — Cliniq. chirurg., t. II, p. 102, par Delpech. — Ann. d'ocul., t. XIV, p. 125, par Garcia Roméral. — Bullet. thérap., t. XXV, p. 230, par Goyrand. — Med. chirurg. Transactions, t. XVII, p. 48, par Bowmann. — Ann. d'ocul., t. XXXII, p. 90, par Ansiaux. — Guthrie et Travers (Velpeau, Art. orbite, Dict. en 30 vol., p. 298). — Arch. gén. de méd., t. XIII, p. 293, par Cloquet. — Arch. f. ophth., t. X, A, I, p. 205, par de Graefe. — Zehender, Monatsblätter, 1865, p. 385, par Waldhauer. — Ann. d'ocul., t. LVI, p. 172, par Gillivray. — Ann. d'ocul., t. LXVIII, p. 232. — Traité des tumeurs de l'orbite par Demarquay, 1860.

CHAPITRE III.

DE LA FILAIRE SOUS LA CONJONCTIVE.

La filaire a été observée sous la conjonctive, pour la première fois, en 1768, et depuis, plusieurs faits de ce genre ont été publiés dans la science. Cependant on attend encore une bonne description de cet animal, et les zoologistes ne sont pas d'accord sur la place à lui déterminer. Pour quelques auteurs, la filaire de la conjonctive ne serait autre que la filaire de Médine même (*Filaria medinensis*), dans son jeune âge. D'autres se demandent si ce n'est pas là le mâle de cette même espèce, dont on ne connaît encore que la femelle ; enfin les derniers voudraient en faire une espèce particulière, différente de celle de Médine.

La première opinion nous paraît la plus vraisemblable, et plusieurs motifs nous portent à croire à l'identité des deux vers. Tous deux reconnaissent les mêmes contrées pour patrie, à savoir : l'Afrique tropicale surtout, l'Arabie, la Perse et l'Inde. Toutes les observations, qu'on a recueillies dans d'autres parties du monde, ont été prises sur des individus arrivés récemment des pays où la filaire est endémique. D'un autre côté, que le ver siége à l'œil ou qu'il se développe sur un autre point du corps, c'est toujours dans le tissu cellulaire qu'il établit domicile. Au surplus, la filaire sous-conjonctivale n'appartient pas en propre, au tissu cellulaire de la conjonctive, développée primitivement dans un point circonvoisin, elle n'y apparaît, en quelque sorte, que d'une manière transitoire et elle s'en éloignerait, on peut le supposer du moins, lorsqu'elle n'y trouverait plus l'espace nécessaire à son développement. Qu'on ait rencontré cet entozoaire dans l'œil avec des dimensions bien moindres que dans les autres parties du corps, la chose se conçoit aisément : la transparence et la sensibilité de la conjonctive permettent de le reconnaître, dès sa première apparition sous cette membrane, et les accidents qu'y détermine son séjour, l'ont toujours fait extraire avant son entier développement. A un âge plus avancé d'ailleurs, il ne pourrait plus s'y loger, comme le montre une observation qui a fait l'objet d'une communication à l'Académie des sciences, de la part de Guyon : le ver, le plus grand qu'on ait encore retiré de l'œil (15 centimètres), ne paraissait qu'en partie sous la conjonctive, malgré les replis qu'il y formait, le reste du corps demeurant engagé dans les tissus, d'où il s'était avancé sur le globe oculaire.

La filaire est un ver nématoïde, filiforme, allongé, mesurant de 3 à 5 centimètres en moyenne, quand elle habite entre la sclérotique et la conjonctive, quelquefois blanc, mais en général brunâtre, de couleur cendrée, dur, gros comme une chanterelle de violon, terminé en pointe à l'une de ses extrémités, et offrant à l'autre une sorte de mamelon, dont la couleur noire tranche sur le reste du corps.

Quant à la voie par laquelle pénètre cet animal, d'après le lieu d'élection sur les membres inférieurs et la fréquence d'autant plus grande qu'on se rapproche plus des extrémités, on peut croire que la pénétration se fait directement au travers de la peau, par les conduits sudorifères ou la gaîne des poils (Cauvet). Certains auteurs prétendent cependant que l'infection a lieu par les boissons ; mais, en l'absence d'expériences directes, les faits parlent moins en faveur de cette hypothèse que de la précédente. L'incubation est très-longue : de deux mois au moins d'après Davaine, de un an, deux et même trois, suivant d'autres auteurs.

Symptômes. — Primitivement développée, comme nous l'avons vu dans un point voisin du globe oculaire, la filaire avertit de sa première apparition sous la conjonctive par une sensation incommode et désagréable, une douleur très-piquante. Le malade a fort bien conscience de quelque chose, qui remue et change de place dans son œil ; cette sensation était très-marquée dans le cas qui s'est offert à Blot à la Martinique. Chez cette négresse, dont l'observation est remarquable, en ce qu'elle est la seule où l'on ait vu deux filaires dans les yeux du même individu, on voyait tantôt un ver dans chaque œil, tantôt les deux se trouvaient du même côté. La malade était avertie du passage d'un ver d'un œil à l'autre aux picotements qu'elle éprouvait à la hauteur de la racine du nez, dans l'espace qui sépare les deux yeux.

L'inflammation provoquée par le séjour de la filaire sous la conjonctive a varié dans les différentes observations : nulle ou très-peu marquée dans certains cas (Bajon, Roulin, Lonegen), elle a été d'autres fois tellement forte qu'elle empêchait de découvrir le parasite au premier aspect (Guyot, de Lassus, cité par Larrey). — Dans la plupart des cas, on reconnaît facilement le ver et au simple regard, si l'injection n'est pas trop prononcée ; à travers la conjonctive on le voit serpenter entre cette membrane et la sclérotique, ou tourner autour de la cornée. Dans quelques cas l'entozoaire ne restait pas constamment visible : de temps en temps on le voyait passer dans le tissu cellulaire de l'orbite pour se rencontrer plus tard sur le globe de l'œil. Il est même arrivé quelquefois de le voir disparaître pour toujours, et Guyot, chirurgien de la marine, qui, dans ses nombreux voyages sur la côte d'Afrique, a souvent eu occasion d'observer des faits de ce genre, dit, en parlant de trois vers qui lui échappèrent, pendant qu'il voulait en faire l'extraction : « Ils ont disparu sans qu'ils aient occasionné aucune lésion apparente à la conjonctive et ils n'ont pas reparu tout le temps que je suis resté avec les nègres qui en étaient porteurs. » Enfin, quelque intense qu'ait été l'inflammation de la conjonctive, jamais on n'a noté la sortie spontanée de la filaire à travers cette membrane, comme cela arrive, lorsqu'il est logé dans le tissu cellulaire des membres ou du tronc.

Diagnostic et pronostic. — Le diagnostic de la filaire placée sous la conjonctive ne présente aucune difficulté. Si le ver est immobile, au premier coup d'œil on pourrait croire à une veine dilatée de la conjonctive, comme le fit Carron du Villards dans les deux cas qu'il a observés à Puerto-Rico ; mais les mouvements de l'animal viendront bientôt redresser cette erreur. Lorsque l'inflammation de la conjonctive est très-intense, on pourrait méconnaître pendant quelque temps l'existence du parasite, comme il arriva à de Lassus ; dans ce cas, les indications du malade suffiront pour donner l'éveil et par une inspection attentive, on ne tardera pas à découvrir la cause du mal.

On peut dire qu'en général le pronostic est favorable; dès qu'on a fait l'extraction du ver, l'œil revient bientôt à son état normal. Cependant, en jugeant par analogie, on aurait à redouter les plus graves accidents dans les cas où la filaire regagne pour toujours le tissu cellulaire de l'orbite. S'il s'y développait la même inflammation qu'on observe dans les autres parties du corps, le malade serait exposé à tous les dangers qu'entraîne avec lui le phlegmon de l'orbite.

Traitement. — On doit entreprendre l'extraction de la filaire, dès qu'on la voit apparaître sous la conjonctive. Cette opération n'offre pas de difficulté : avec des ciseaux courbes sur le plat on excise un lambeau de conjonctive saisi par une pince, l'animal se trouve alors à découvert dans une partie de son étendue, et par l'ouverture pratiquée à la conjonctive on peut facilement l'attirer au dehors. Comme nous l'avons signalé plus haut, on a pourtant à craindre, dans le premier temps de l'opération, de toucher le parasite, qui fuit immédiatement l'instrument qui cherche à le saisir. (1)

CHAPITRE IV

*De quelques entozoaires, encore mal déterminés, observés
à l'intérieur du globe de l'œil.*

Outre le cysticerque dont nous avons parlé plus haut, quelques entozoaires ont encore été rencontrés dans le cristallin.

Bien que leur extrême rareté les rende plutôt curieux qu'utiles à connaître, nous ne saurions les passer sous silence. De Nordmann et Gescheidt, qui les ont observés, les ont désignés sous les noms de *Filaria oculi humani, monostoma lentis et distoma lentis,*

La filaria oculi humani (*filaria lentis,* Diesing) est un corps cylindrique, filiforme, renflé postérieurement, avec une pointe fine, courte et crochue; bouche petite, ronde, nue; canal diges-

(1) Voir à la fin du chapitre suivant les obs. de filaire sous la conjonctive.

tif droit, entouré par les ovaires contournés en spirale ; anus terminal formant un cloaque avec la vulve. — Mâle? blanc rougeâtre, contourné en spirale ; femelle blanche, assez droite, à queue recourbée en dedans (Davaine). En examinant un cristallin cataracté, que de Graefe venait d'extraire et qui était en partie recouvert de sa capsule, de Nordmann y aperçut deux anneaux très-petits et très-délicats. A l'examen microscopique il reconnut que ces anneaux étaient constitués par deux filaires enroulées. L'une d'elles avaient été blessée à sa partie moyenne, probablement par l'instrument qui avait ouvert la capsule, de sorte que les intestins faisaient hernie hors du corps et apparaissaient comme de menus fils. L'autre, intacte, plus longue et extrêmement déliée, était morte et contournée en spirale. Plus tard, ce même auteur rencontra un nouvel individu de la même espèce dans un cristallin que Jünken venait d'extraire. L'animalcule, plus développé que les précédents (11 millimètres) put cette fois être observé vivant.

Monostoma lentis. (*festucaria lentis*, Moquin-Tandon). Cet helminthe n'a été observé qu'une seule fois. C'est encore de Nordmann qui l'a rencontré (en 1822) dans un cristallin opaque et de consistance molle, qu'on venait d'enlever chez une femme âgée. Ces animalcules, au nombre de huit, étaient longs de $0^{mm},3$ en moyenne et incomplètement développés.

Distoma lentis (*Distoma ophthalmobium*, de Diesing ; *fasciola ocularis*, Moquin-Tandon). Cet entozoaire, observé et décrit par Gescheit et Ammon, est ovale, lancéolé, déprimé, contractile ; sa longueur varie de $0^{mm},5$ à 1 millimètre, la largeur étant de $0^{mm},3$; la ventouse ventrale plus grande d'un tiers que la ventouse orale est centrale avec une ouverture circulaire ; il a été trouvé à Dresde sous la capsule du cristallin d'un enfant de 5 ans, né avec une cataracte lenticulaire accompagnée d'une « suffusion » partielle de la capsule, et mort dans le marasme. Il en existait quatre de l'espèce, et tous étaient situés entre le cristallin et la capsule, où ils formaient de petites opacités visibles à l'œil nu. Un des individus plus libre que les autres dans

la position qu'il occupait entre le cristallin et la capsule, était
raide et sans mouvement, les suçoirs tournés vers la face postérieure de la capsule antérieure. Deux autres avaient l'extrémité caudale rentrée et lui communiquaient de légers mouvements de va-et-vient. Le quatrième était raide et couché sur le
côté.

Malgré les nombreuses recherches de ces mêmes observateurs, de P. Rayer et de plusieurs autres naturalistes, ces parasites n'ont pu être retrouvés depuis ; aussi n'y a-t-il rien d'étonnant dans le doute qu'expriment à leur sujet bon nombre
d'auteurs et dans l'embarras qu'ils éprouvent à leur assigner
une place dans le cadre zoologique.

Enfin nous devons, en terminant ce chapitre, mentionner une
observation de M. Fano, rapportée dans l'*Union médicale* du
14 mars 1868. Il s'agit d'un enfant de 12 ans, chez lequel ce
chirurgien trouva à l'examen ophthalmoscopique un corps long,
délié, d'une épaisseur moindre que celle d'un mince cheveu,
s'étendant de la partie supérieure et interne de la pupille,
vers la partie antérieure de l'œil, pour se recourber avant
d'arriver au cristallin, de manière à diviser la pupille en deux
parties latérales. M. Fano reconnut dans ce corps deux sortes
de mouvements : un mouvement de rotation autour du point
qui semblait adhérent, et un mouvement d'inflexion suivant la
longueur du filament lui-même. Pour ce chirurgien, un animal
en vie pouvait seul présenter des mouvements semblables, et il
n'hésite pas à dire qu'il a eu devant lui une *filaire* du corps
vitré. On est loin d'être convaincu à la lecture de cette relation.
D'abord c'est un fait unique dans la science ; d'un autre côté,
le sujet de l'observation n'avait que 12 ans et était né à Paris,
or tout le monde sait que la filaire est inconnue dans notre
pays. De plus le jugement porté par l'auteur n'a pas été confirmé par l'extraction et l'examen direct du corps étranger.
Enfin on conçoit difficilement comment une filaire aurait pu
se développer et siéger dans le corps vitré sans déterminer la

Lemoine.   7

moindre réaction dans cette humeur; or l'observation porte que les milieux de l'œil avaient conservé toute leur transparence. Pour ces différents motifs, nous croyons qu'il y a eu, dans cette circonstance, une erreur de diagnostic; on aura pris sans doute pour une filaire soit une fausse membrane du corps vitré ou mieux les vestiges de l'artère hyaloïde.

Obs. XVII. — Dragonneau observé sous la conjonctive, par Bajon.

Dans le mois de juillet 1768, le capitaine d'un bateau de la Guadeloupe amena chez moi une petite négresse, âgée de 6 à 7 ans, et me pria d'examiner un de ses yeux, dans lequel on voyait remuer un petit ver de la grosseur d'un petit fil à coudre; je l'examinai et j'observai, en effet, ce petit animal, qui avait près de deux pouces de long; il se promenait autour du globe de l'œil, dans le tissu cellulaire qui unit la conjonctive avec la cornée opaque. En l'excitant à se mouvoir, je m'aperçus que ses mouvements n'étaient point droits, mais tortueux et obliques. La couleur de cet œil n'était point changée et la petite négresse disait ne sentir aucune douleur, lorsque ce ver s'agitait ainsi; elle avait cependant un léger larmoiement presque continuel.

Après avoir réfléchi sur le moyen que je pourrais employer pour le tirer, je crus qu'en faisant une petite ouverture à la conjonctive du côté de ce petit animal, et en l'excitant ensuite à se mouvoir, il sortirait de lui-même. J'exécutai ce projet, mais au lieu de s'engager par l'ouverture que j'avais faite, il passa à côté et fut à l'endroit opposé à l'incision. Voyant que cette tentative n'avait pu me réussir, je pris le parti de le saisir au milieu du corps avec de petites pinces en même temps que la conjonctive; je fis ensuite, avec la pointe d'une lancette, une fort petite ouverture à côté de son corps, et avec une aiguille ordinaire je le tirai en double; après cette opération la négresse fut guérie sous vingt-quatre heures. (Bajon. *Mémoires pour servir à l'histoire de Cayenne et de la Guyane française*, p. 325.)

Obs. XVIII. — Ver trouvé sous la conjonctive à Maribarou (Saint-Domingue), par Mongin.

Je fus mandé par M. le comte de Cokburn pour voir une négresse de son habitation, qui se plaignait d'une douleur très-piquante dans l'œil, sans beaucoup d'inflammation, depuis environ vingt-quatre heures. Au premier aspect je vis un ver qui me paraissait serpenter sur le globe, mais voulant le saisir avec des pinces, je m'aperçus qu'il était entre la conjonctive et l'albuginée ; et, lorsqu'il approchait de la cornée transparente, les douleurs étaient plus vives. Pour l'extraire j'ouvris la conjonctive et il en sortit par cette ouverture. Il avait un pouce et demi de long, et la grosseur d'une petite corde à violon ; il était d'une couleur cendrée, plus gros à un bout qu'à l'autre, et très-pointu par ses deux extrémités, du reste il n'avait rien de remarquable. Je serais porté à croire que ce serait un ver sanguin, car il ne me paraissait pas possible qu'il se fût accru dans cet endroit, sans y occasionner de la douleur et de l'inflammation. Mais comment y aurait-il pu entrer sans causer les mêmes désordres? (*Journal de médecine de Paris*, 1770, p. 338.)

Obs. XIX. — Note sur deux filaires observées dans les deux yeux,
par Guyon.

Il s'agit de deux vers observés par le Dr Blot, à la Martinique, sur une négresse originaire de Guinée. Ces vers se mouvaient avec agilité entre la sclérotique et la conjonctive ; ils furent extraits au moyen d'une incision pratiquée sur cette dernière membrane. Le docteur Guyon reçut, deux ans après, sur ce fait les nouveaux renseignements que voici : « La jeune malade portait deux vers, qui tous deux étaient logés dans la conjonctive de l'œil gauche. La jeune fille assurait qu'ils passaient d'un œil à l'autre, ce qu'elle sentait aux forts picotements qu'elle éprouvait alors dans le trajet qui existe entre ces deux parties, à la hauteur de la racine du nez. Tout ce que je puis assurer à cet égard, me mande le Dr Blot, c'est que, lorsque je fus appelé par la malade pour lui examiner les yeux, elle avait un ver dans chaque œil, que je procédai d'abord à l'extraction du ver de l'œil gauche et quelques heures après, m'étant présenté pour faire l'extraction de l'autre, il n'y était plus ; il était passé, disait la malade, dans l'œil gauche, où, en effet, j'en aperçus un autre, dont je fis l'extraction par une incision que je pratiquai à côté de celle qui m'avait servi pour la sortie du premier ver.» (*Compte-rendu Acad. des sciences*, 1838, 2ᵉ sem., p. 755, et *Gaz. méd.*, Paris, 1841, p. 106.)

Index bibliographique. — Bajon, *loc. cit.*, t. I, p. 325. — Journal de Méd. de Paris (1770), p. 338, par Mongin. — Mémoires, dissertations et obs. de chirurgie (1805), par Arrachart, et Ann. de Méd. comparée de Rayer, fasc. 2, p. 113 (1843), par Guyot. — Larrey,

Mém. et Camp., t. I, p. 223, par de Lassus. — Arch. gén. de méd., 1832 (10ᵉ année) et Acad. des sciences, 3 déc. 1832, par Roulin. — Acad. des sciences, 29 oct. 1838, et Gaz. méd., 1841, p. 106, par Blot. — Climat et malad. du Brésil (1844), p. 135, par Sigaux. — Zoologie méd. de Gervais et Van Beneden, t. II, p. 143, par Lestrille. — Guide pratique de Carron du Villars. — The Lancet, June 1, 1844, p. 309, par Lonegen. — Acad. des sciences, 7 nov. 1864, par Guyon.

CHAPITRE V.

DES AFFECTIONS DÉTERMINÉES PAR LA PRÉSENCE DE DIVERS INSECTES DANS LES ANNEXES DE L'ŒIL.

§ 1. *Larve de la mouche à viande.*—La mouche à viande vient quelquefois, soit pendant le sommeil, soit à l'état de veille, reposer sur les yeux et dépose ses œufs entre les paupières. Par leur éclosion ces œufs donnent naissance à des larves, qui peuvent occasionner des accidents plus ou moins graves, comme nous l'avons indiqué à l'historique de la question. De nos jours pourtant, ces affections sont excessivement rares et nous n'avons pu en recueillir que quatre faits, dont trois ont été rencontrés en France et le quatrième à l'île de Puerto-Rico. Dans cette dernière observation, rapportée par Carron du Villards (1), il s'agissait d'une jeune fille atteinte depuis quelques semaines d'une « ophthalmie palpébrale » ayant son siége principal au grand angle de l'œil, accompagnée d'écoulement purulent fétide et de démangeaisons insupportables. Fatiguée de montrer son œil à différents médecins du pays, elle se rendit auprès du médecin français, résidant alors à Ponce. A la première inspection, Carron du Villards reconnut la cause du mal et déclara qu'il s'agissait d'une larve de mouche à viande, dont il distinguait les crochets mandibulaires au rebord d'un trajet comme fistuleux. Au moyen d'une petite pince il chargea l'insecte par la tête et la retira au dehors, non sans quelque peine, car la larve était de beaucoup plus grosse que l'ouverture de

(1) Ann. d'oculistiq., 1856, t. 35, p. 265. Observation recueillie par le Dʳ Tettamanzi.

la fosse où elle était logée. C'était une larve apode, ayant neuf lignes anglaises de longueur, pourvue de treize anneaux, recouverte de poils et munie d'un appendice respiratoire caudal à trois branches ; sa tête était armée de deux crochets mandibulaires très-forts et noirs. — Tout mal disparut tôt après l'extraction du parasite.

Dans les autres observations, qui présentent entre elles une très-grande analogie, les désordres furent bien moins marqués, sans doute à cause du séjour peu prolongé des parasites. Dans les trois cas les larves occupaient le cul-de-sac palpébral supérieur et avaient provoqué une conjonctivite traumatique, dont le début coïncida avec le dépôt probable des œufs. Dans chacun de ces faits, en effet, le malade a eu parfaitement conscience de quelque chose qui lui avait effleuré ou légèrement frappé l'œil et toujours à partir de ce moment les souffrances se sont déclarées. L'incubation des œufs paraît avoir été de très-courte durée ; à chaque fois le malade s'est présenté au médecin vingt-quatre heures après les premières douleurs et déjà les larves existaient en grand nombre sous les paupières : au nombre de huit dans deux des observations et de dix dans l'autre. — Pour débarrasser l'œil de cette engeance, il suffit d'ectropionner la paupière supérieure, ce qui permet de voir les larves à découvert ; si après cette manœuvre, on craignait qu'il n'en restât au fond du cul-de-sac, on pourrait y pratiquer des injections d'eau pour entraîner au dehors tous ces corps étrangers. L'inflammation concomitante de la conjonctive disparaît facilement, d'après l'adage : *sublatâ causâ, tollitur effectus.*

OBS. XX. — Ophthalmies occasionnées par des insectes existant sous les paupières, par Armand B..., chirurgien à Nogaro (Gers).

Le 24 juin 1844 je fus consulté par une jeune femme de la campagne, qui se plaignait d'une vive inflammation de l'œil droit : cet organe était en effet très-rouge, tuméfié et larmoyant. Ce désordre datait du 22; le 23 elle avait consulté son chirurgien, qui pratiqua une saignée. Cette évacuation sanguine ne produisit aucun effet, et une seconde fut proposée, mais le malade ne voulut pas s'y soumettre et vint me trouver. Sur la demande que je lui fis, si aucun coup n'avait pu déterminer le mal, elle me dit que le 22, vers neuf heures du matin, étant occupée à couper du seigle, elle avait ressenti un coup assez léger, à la vérité, dans l'œil et qu'aussitôt elle avait commencé à souffrir. Je crus alors avoir affaire à un corps étranger, et je me mis en devoir de m'en assurer. Après avoir écarté les paupières, j'aperçus un point blanchâtre; je l'enlevai et le mis sur l'ongle pour le faire voir à la malade. A cet instant quel ne fut pas mon étonnement de voir ce corps en mouvement. Je l'examinai avec attention, et je reconnus que c'était un petit ver. Me rappelant alors que certaines espèces de mouches déposent leurs larves sur certaines parties des animaux, je pensai que ce petit insecte n'était peut-être pas le seul; je fis couler trois gouttes d'huile d'olive sur le globe de l'œil, et je pus bientôt retirer dix vers successivement. Ces petits animaux se mouvaient avec une vitesse incroyable; ils étaient ronds, assez allongés et plus petits que ceux qui sont déposés par la grosse mouche sur les viandes ; il y en avait dont la tête paraissait avoir un point noir ; ceux-ci semblaient plus vigoureux que les autres.

Vers la fin du même mois de l'année 1845, une femme conduisit chez moi son fils, âgé de 10 à 11 ans, qui se plaignait d'une vive démangeaison à l'œil depuis la veille. Cette démangeaison était survenue tout à coup, après le contact d'une mouche, qui à peine marqua un temps d'arrêt sur l'organe ; cette fois le malade était sûr que c'était un insecte qui l'avait touché. J'examinai attentivement, et je découvris de petits vers tout à fait au fond de la paupière supérieure. J'employai le même procédé que la première fois, et je retirai six vers. Je crus avoir fini ; l'enfant s'en alla sans souffrir. Comme on parla de cela comme de quelque chose d'extraordinaire, un médecin eut l'occasion de voir l'enfant, et, en examinant son œil, il aperçut d'autres vers; il me le renvoya aussitôt, et j'en enlevai encore deux. Depuis lors l'enfant est bien guéri et n'a plus rien ressenti à l'œil. (*Ann. d'ocul.*, t. XV, p. 133, et *Abeille médicale* (1847).

Obs. XXI. — Ophthalmie causée par des vers, par Nicouleau.

Une femme alla prier ce médecin-vétérinaire de lui regarder l'œil, siége de vives souffrances. Ayant écarté les paupières, il vit avec étonnement un petit corps rampant à la surface du globe ; bientôt un autre ver, car c'était un ver, succéda au premier, puis un troisième, puis un quatrième. Quand ils eurent été enlevés, on en vit encore quatre autres s'agiter dans le cul-de-sac palpébral. Des lotions d'eau fraîche suffirent pour dissiper tous les symptômes. La veille du jour où ils s'étaient manifestés, la malade avait tout à coup senti, pendant qu'elle gardait ses vaches, quelque chose de froid, qui lui avait frappé l'œil, comme si une petite pierre y avait été lancée ; elle avait entendu en même temps une espèce de bourdonnement. Évidemment les larves avaient été déposées par une mouche voltigeant dans l'air. (*Moniteur des hôpitaux*, janvier 1859.)

§ 2. *Phthiriase des sourcils et des cils.* — Cette affection, causée par les *pediculi pubis*, se logeant dans les sourcils et à la base des cils, semble avoir été connue dans les temps anciens, puisque Celse même en parle d'après Carron du Villards. De nos temps les exemples en sont rares et l'on n'en cite que très-peu d'observations. — Ces insectes provoquent sur le bord libre des paupières une inflammation chronique, accompagnée d'une démangeaison insupportable, la nuit principalement. On pourrait croire, au premier aspect, à une blépharo-adénite, mais un examen un peu attentif fera toujours découvrir les parasites. Une ou deux frictions avec une pommade mercurielle suffiront pour débarrasser les paupières de cette ignoble vermine. Carron du Villards qui dans son *Guide pratique* des maladies des yeux, rapporte quelques faits de phthiriase oculaire, raconte (1) qu'en revenant de Sierra-Leone à Liberia, le D\` Kiel, son secrétaire, ayant passé la nuit sur le pont du navire où dormaient plusieurs nègres, eut tous les cils garnis de ces hôtes aussi incommodes que dégoûtants. Tourmenté par une démangeaison très-vive et ne la voyant pas finir, malgré des lavages répétés, il s'adressa à son maître, qui, en lui examinant les yeux, trouva au milieu des cils plusieurs individus de

(1) Ann. d'ocul., t. XXXIII, p. 241. Histor. des affections de l'œil, etc., par Carron du Villards.

l'espèce qui nous occupe. Une application d'onguent citrin tua à l'instant ces insectes repoussants.

Un fait à peu près semblable a été publié dans ces derniers temps (1867) par Steffan (1). Chez un petit écolier de 13 ans, ce médecin a trouvé aux deux paupières, à la base des cils, trois ou quatre pediculi pubis, qui, entourés d'amas d'œufs et d'excréments, simulaient à première vue une blépharo-adénite. Une pommade au précipité rouge eut promptement raison de ces parasites. — Au dire de cet auteur, et d'après des informations prises par lui, cette affection ne serait pas très-rare dans les colléges. La remarque peut être fort juste en ce qui concerne les écoliers allemands, il faut même le croire, puisque Steffan le dit. Franchement ils sont heureux, ces petits écoliers ! Voilà un point d'histoire naturelle qu'il leur est donné d'étudier sur les yeux mêmes de leurs camarades ! En France on n'est pas si favorisé. Nous croyons, en effet, cette affection, non-seulement rare, mais absolument inconnue dans nos colléges. Au surplus, c'est encore là un de ces priviléges que nous nous garderions bien d'envier à ces voisins.

§ 3. *OEstre. Taon*. — La femelle de cet insecte, au moyen de de la forte tarrière tubulée qu'elle porte à l'anus, perce le cuir des animaux, pour y déposer ses œufs, qui y incubent, y éclosent sous formes de larves, jusqu'à ce qu'elles se transforment en nymphes. Certaines espèces s'attaquent aussi à l'homme et peuvent déterminer dans les paupières, en y déposant leurs œufs, des accidents souvent assez graves. Carron du Villards a observé un fait de ce genre. Il a extrait à Léon de los Aldamas, les larves de cet animal de tumeurs situées sur plusieurs points du corps et dans les paupières, et dans lesquelles elles préparaient leur métamorphose. A ce propos ce même auteur ajoute (1) : « Les malheureux Français, qu'une infâme trom-

(1) Annales d'oculistiq., t. LVIII, p. 152, 1867.
(2) Hist. des affections, etc., Ann. ocul., t. 33, p. 241 et suiv.

perie transporta en Amérique, pour coloniser les Guazacolco,
ne trouvèrent dans cet Eldorado tant vanté que déception,
misère, maladies, famine et la mort.

Parmi les fléaux de toute sorte qui les assaillirent, il faut
mettre en première ligne les insectes parasites de toute espèce,
car ils les trouvaient dans leur domaine classique, dans leur
essence natale.

Celui qui leur occasionna le plus de tourment fut un *OEstre
nocturne* qui les piquait de préférence aux paupières, aux sourcils et y déposait un œuf, qui, par son développement, occasionnait un phlegmon au milieu de la suppuration duquel se
trouvait une larve. J'en ai vu plusieurs conservés dans de l'eau-
de-vie, et l'on ne pouvait méconnaître qu'elles appartenaient à
des OEstres, étant en tout semblables à celles que j'avais extraites
à Léon de los Aldamas.

Dès que les colons connurent la cause de ces tumeurs, ils
s'empressèrent de les ouvrir pour extraire avec une épingle
crochue cette larve, avant son plus ample développement.
Ceux qui s'apercevaient de la piqûre la scarifiaient et y intro-
duisaient du tabac mâché ou de la cendre de cigare, remèdes
que leur enseignèrent les indiens du pays. »

SECONDE PARTIE

Des parasites végétaux.

———

§ 1. *Leptomitus de la chambre antérieure de l'œil* (Fam. des Algues, classe des isocarpées, tribu des psorospermées (Ch. Robin).
Comme nous l'avons dit à l'historique, M. Robin raconte, d'après
Helmbrecht, le fait d'un prédicateur qui, étant guéri d'une
inflammation rhumatismale des deux yeux, aperçut tout à coup,
sans cause connue, des figures de formes constantes dans l'œil
gauche. Cette image, située à gauche du champ visuel, ne dis-
paraissait jamais et se mouvait en divers sens, suivant la direction donnée à l'axe visuel, de telle sorte que le malade pouvait
indiquer d'une manière déterminée le changement de place du
corps étranger. Ce produit semblait toutefois fixé par l'un de
ses points. Helmbrecht pensa qu'il se trouvait au devant du
cristallin, baigné dans l'humeur aqueuse. A quelque temps de
là, le malade fit une chute de voiture, dans laquelle l'objet déterminant cette image fut détaché et flotta librement dans la
chambre antérieure. Le chirurgien, consulté à cette époque, ju-
gea opportun de faire la paracentèse de la chambre antérieure,
dont le liquide, en s'échappant, entraîna avec lui la production morbide. Examiné à un grossissement de 250 diamètres,
on y reconnut des *cylindres confervoïdes et des séries de spores
disposées en chapelet*

M. Robin, rapportant cette observation, la fait suivre d'un
point d'interrogation, indiquant ainsi le peu de confiance qu'il
lui accorde. Telle est aussi notre manière d'apprécier ce fait ;
nous ne saurions admettre qu'on ait eu affaire ici à un parasite
végétal ; nous sommes fortement porté à croire, au contraire,
qu'on aura pris pour tel un exsudat inflammatoire, résultant

d'une iritis antécédente. Nous nous refusons donc à admettre l'existence de productions végétales à l'intérieur de l'œil, bien que Neuber dise, à propos de cette observation, qu'elle confirme ce qu'il a écrit en traitant de la cause des taches ou mouches volantes, dans son mémoire sur ce sujet de pathologie oculaire. Pour Neuber, celles-ci reconnaissent pour cause une végétation parasite, qui doit avoir quelque ressemblance avec les conserves ou les algues microscopiques. Il indique en même temps, comme moyen de les faire disparaître, la paracentèse de la chambre antérieure de l'œil. (Neuber, *Confervenartige Afterprodukte in Wockenscrift Von Casper*, 1842, n° 53.)

§ 2. *Du Leptothrix dans les conduits lacrymaux.* — Le leptothrix est jusqu'à présent, le seul parasite végétal qu'on ait rencontré dans l'œil, et c'est dans les voies lacrymales seulement qu'on l'a observé ; presque toujours c'est dans le conduit lacrymal inférieur qu'il s'est développé ; une fois il s'est montré dans le conduit supérieur, et une seule fois aussi il occupait le sac lacrymal.

Le leptothrix est une algue du groupe des chlorospermées. Il est constitué par des filaments simples, non rameux, non engaînés, non mobiles, non adhérents, à sommet non atténué. Ces filaments sont droits ou courbés, quelquefois coudés brusquement, incolores, élastiques, disposés en faisceaux, à base placée dans une gangue amorphe. Leur diamètre est d'environ un millième de millimètre, et leur longueur de un deux centièmes à un centième de millimètre (Bocquillon).

Le leptothrix, développé dans les conduits lacrymaux, se présente sous l'apparence d'une tumeur, pouvant dépasser le volume d'un gros pois, et offrant, à première vue, une très-grande ressemblance avec un orgeolet. Généralement, la conjonctive de l'angle interne de l'œil est injectée, et les parties circonvoisines sont tuméfiées, ce qui augmente encore l'analogie des deux espèces de tumeur. Cependant, le doute ne saurait subsister longtemps : la production parasitaire se trouve située sur le trajet du canal lacrymal et proémine surtout vers la conjonctive distendue en cet endroit, tandis que l'orgeolet tend vers l'extérieur. Au toucher, on sent une tumeur cylindrique, dure, peu compressible, et la pression fait sourdre par le point lacrymal, généralement élargi, un peu de pus ou de muco-pus, mais jamais pourtant la grosseur ne se réduit complètement. Schirmer seul, dans le cas qu'il a observé, a noté qu'en comprimant la tumeur on faisait sortir par le point lacrymal une masse jaune, qui ne se laissait pas enlever et qui rentrait dès qu'on cessait la compression. On remarque à la paupière un changement le long du conduit; il y existe un gonflement; le contact avec le globe est moins intime, et il y a un indice d'ectropion, lorsque l'œil est dirigé en haut. Si par l'orifice extérieur, rouge et dilaté, du canal, on introduit un stylet pour en faire le cathérisme, on se trouve arrêté par un obstacle, et si l'on y injecte de l'eau, on la voit refluer, preuve que la tumeur occupe le conduit lui-même.

Lorsqu'on abandonne l'affection à elle-même, il se manifeste peu à peu ou subitement, après un refroidissement, une forte blennorrhée du canal, et le gonflement inflammatoire devient plus prononcé. La partie intéressée se montre alors très-sensible à la palpation, et l'occlusion palpébrale est douloureuse.

Pour de Graefe, le champignon apparaît d'abord, entraîne à sa suite l'obstruction du conduit lacrymal, et, comme conséquence, une sécrétion purulente. La plupart des malades ont indiqué un épiphora, qui avait précédé l'irritation de l'angle interne de l'œil; mais, dans bien des cas, ce larmoiement s'est ensuite dissipé, et généralement, pour tous symptômes subjectifs, on n'a noté qu'une sensation de légère pression et une démangeaison peu vive, rarement de la douleur.

Comment le leptothrix parvient-il dans les voies lacrymales? Vient-il du dehors ou serait-il importé dans l'œil avec la salive, que beaucoup de personnes y mettent comme un remède

souverain? L'identité du *leptothrix buccalis* et du champignon
qui nous occupe porterait à faire croire à cette origine.

Le *traitement* consiste dans la section longitudinale du conduit, l'enlèvement du parasite, et dans le passage, pendant
quelque temps, d'une sonde d'Anel. On a trouvé le canal lacrymal plus ou moins dilaté en forme de sac, à partie plus
étroite vers le point lacrymal, où le corps étranger était plus
voisin des parois. Ordinairement, l'embouchure dans le sac lacrymal était ouverte.

Obs. XXII. — Concrétions dues à la formation de champignons dans le
conduit lacrymal inférieur, par de Graefe.

Une dame présentait dans la région du point lacrymal inférieur,
une tumeur un peu plus volumineuse qu'un gros pois. La compression
et les injections par le point lacrymal n'avaient aucune action sur la
position de cette tumeur. Après avoir introduit un stylet d'Anel, on
parvint dans une petite cavité occupée par cette tumeur, qui s'était
développée du côté de la conjonctive, fortement amincie en cet endroit.
Une ouverture ayant été pratiquée sur la conjonctive, une légère compression en fit sortir trois concrétions, qui avaient chacune la grosseur d'une demi-lentille. La petite cavité sembla alors complètement
vide, et l'on put pénétrer facilement au moyen d'un stylet d'Anel
jusque dans le sac lacrymal. En examinant ces petites productions au
microscope, on y reconnut l'organisation des champignons. Le jour
suivant quatre nouvelles concrétions sortirent encore par la plaie conjonctivale. Trois jours plus tard deux concrétions, presque aussi fortes
que les précédentes, furent de nouveau évacuées, et enfin trois autres
après cinq jours. Alors toute espèce de tuméfaction avait disparu sur
la conjonctive, et la plaie se cicatrisa complètement.

Obs. XXIII. — Leptothrix dans le canal lacrymal supérieur, par
A. Schirmer (Archiv für Ophthalmologie, Bd. I, Abth. 1, p. 284).

Raetz (Mina), âgée de 48 ans, se plaint depuis longtemps de douleur
et de démangeaison à l'angle interne de l'œil gauche. La caroncule
et le repli semi-lunaire sont un peu rouges; les points lacrymaux
sont ouverts sans être élargis ; la région du sac lacrymal n'est pas tuméfiée, mais, au-dessus et en dedans du point lacrymal supérieur,
on voit une petite tumeur offrant l'aspect d'un orgeolet. La pression,

à ce niveau, fait sortir par le point lacrymal une masse jaune qui ne se laisse pas enlever, et qui rentre dès qu'on cesse de presser. L'auteur sectionna longitudinalement le conduit, ce qui donna issue à de petits noyaux, au nombre de seize, d'un jaune clair, ressemblant à des grains de framboise. L'auteur, examinant ces corpuscules à l'aide du microscope, y trouva les éléments du *leptothrix buccalis*.

La question du leptothrix dans les voies lacrymales semble s'entourer d'un nouvel intérêt, depuis les travaux d'Eberth et Straumann. Ces auteurs ont récemment entrepris des recherches sur l'action des différents corps sur la cornée. Dans une de leurs expériences, ils ont implanté dans le tissu de cette membrane des corps en putréfaction, la matière des dents cariées entre autres. Ils ont observé, en ce cas, que la cornée entrait en suppuration avec une rapidité effroyable ; la perforation survenait souvent au bout de quarante-huit heures. Or, on sait que le leptothrix existe dans les dents cariées. Du moment que ce champignon se trouve dans les conduits lacrymaux, il est possible aussi qu'il puisse s'inoculer, dans ces conditions, à la cornée ; pour cela, toutefois, il faut que celle-ci soit dépouillée de son épithélium en un de ses points. Quelques auteurs tendent aujourd'hui de plus en plus à admettre que les kératites graves sont souvent dues à une inoculation, et certes les parasites végétaux doivent entrer ici en ligne de compte pour une large part (De Wecker, *Leçon orale*).

Index bibliographique. — Archiv für ophthalmologie, Bd., I, Abth., I, p. 284 ; Id., 1858, p. 224 et Ann. d'ocul. t. XXXIX, p. 168 ; Archiv für ophthalmologie, Bd. XV, Abth. I, p. 324, 342, par de Graefe ; Id., p. 318, par Fœrster ; Klinische Monatsblätter für Augenheilkünde (1871), et Ann. d'ocul., t. LXVIII, p. 245, par Schirmer ; Ann. d'ocul., t. VII, p. 150, par Desmarres (1).

(1) Mémoire sur les dacryolithes de la conjonctive, des voies lacrymales et du canal nasal. En lisant ce travail, on est convaincu que dans plusieurs des faits, dont on rapporte l'observation, il s'agissait de tumeurs produites par des amas de champignons plutôt que par des corps véritablement calcaires.

TABLE DES MATIÈRES.

Paris. A. Parent, imprimeur de la Faculté de Médecine, rue M.-le-Prince, 31.